ADAC

Ostseeküste

Schleswig-Holstein

von Monika Dittombée

10 **ADAC Top Tipps**

Das müssen Sie gesehen haben! Die zehn Top Tipps bringen Sie zu den absoluten Highlights.

25 **ADAC Empfehlungen**

Unterwegs gut beraten: Diese 25 ausgesuchten Empfehlungen machen Ihren Urlaub perfekt.

Preise für ein DZ mit Frühstück:
€ | bis 100 €
€€ | bis 150 €
€€€ | ab 150 €

Preise für ein Hauptgericht:
€ | bis 15 €
€€ | bis 25 €
€€€ | ab 25 €

Intro

ADAC Quickfinder

Hier finden Sie die Orte, Sehenswürdigkeiten und Attraktionen, die perfekt zu Ihnen passen.

Unterwegs

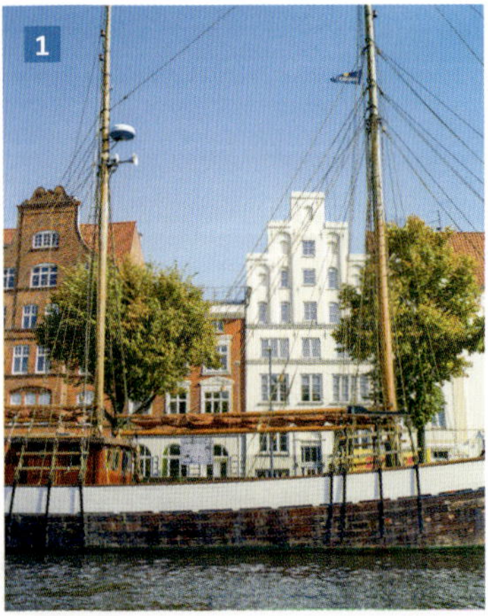

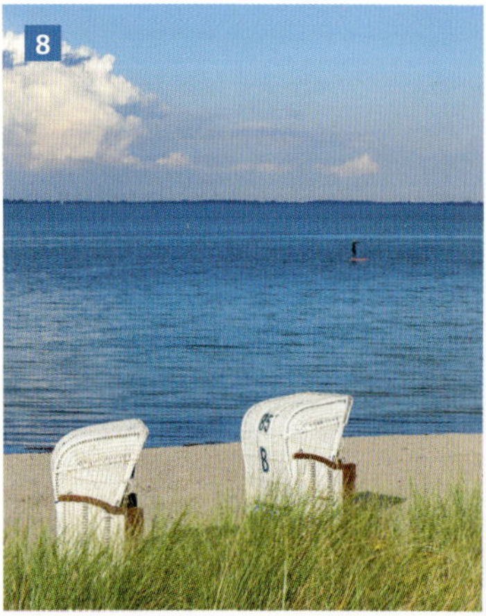

Zu diesen Orten und Sehenswürdigkeiten finden Sie Detailkarten im Innenteil des Reiseführers.

Service

Alle wichtigen reisepraktischen Informationen – von der Anreise über Notrufnummern bis hin zu den Zollbestimmungen.

Umschlag:

ADAC Top Tipps: Vordere Umschlagklappe, innen 1
ADAC Empfehlungen: Hintere Umschlagklappe, innen 2

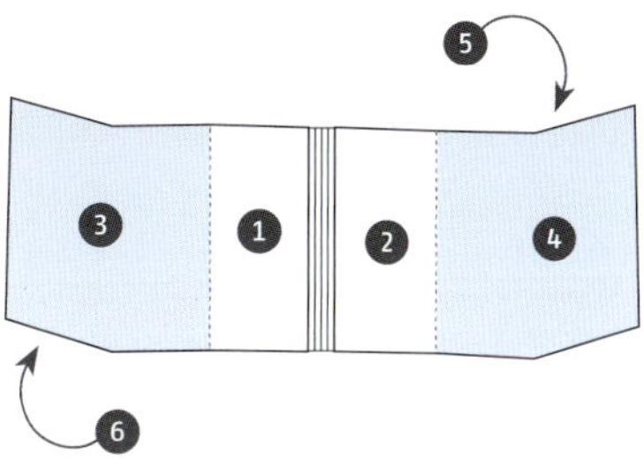

Übersichtskarte Ostsee Süd: Vordere Umschlagklappe, innen 3
Übersichtskarte Ostsee Nord: Hintere Umschlagklappe, innen 4
Stadtplan Kiel: Hintere Umschlagklappe, außen 5
Ein Tag in Kiel: Vordere Umschlagklappe, außen 6

Meer, Wind und Wellen – die blaue Versuchung

Entlang ihrer Küste zeigt sich die Ostsee mal lieblich, mal wild – und immer enorm vielseitig

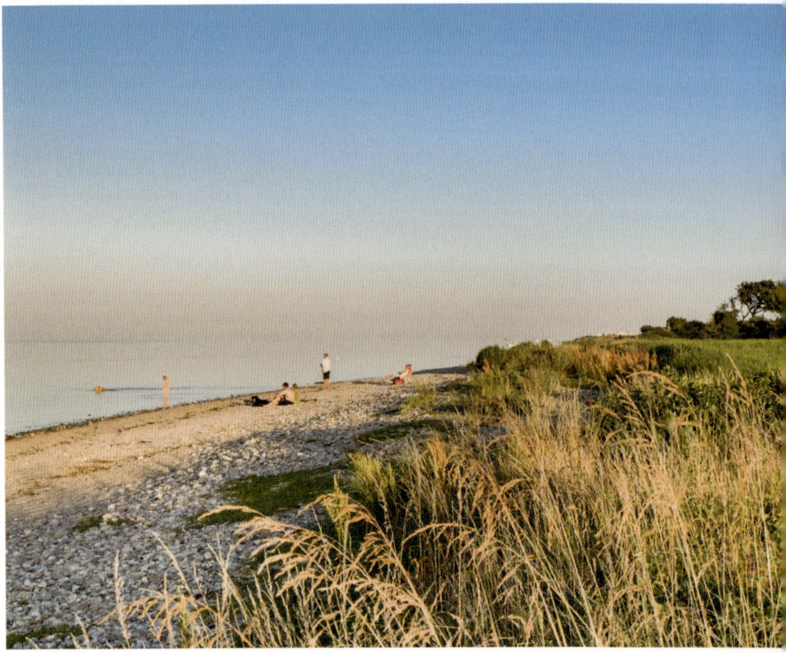

Schmuckes Strandbild: der Leuchtturm Falshöft an der Flensburger Außenförde

Man kann sich die Ostsee als eine Lady vorstellen. Etwas launisch bisweilen, aber ungeheuer verführerisch. An sonnenhellen Tagen leuchtet sie in einem betörenden Tiefblau, Möwen ziehen ihre Kreise über den glitzernden Wellen, die weißen Segel der Jachten schmücken die Ostsee als eines der schönsten Segelreviere Europas. Sogar Karibik-Gefühle kann sie wecken, denn an manchen ihrer weißen Strände schimmert sie türkisgrün im flachen Wasser über weichen Sandbänken ...

Badeparadies Lübecker Bucht

Herrliche 536 Küstenkilometer dieser Lady gehören zu Schleswig-Holstein. 137 Kilometer davon entfallen auf die Schlei, 71 Kilometer umrunden die Insel Fehmarn. Und diese Küste hat es in sich. Mondän erscheint sie an der Lübecker Bucht; hier huldigt man ihrer Schönheit angemessen mit Fünfsternehotels, edelster Gastronomie, Beach-Lounges, Jetski und schicken Strandpromenaden. Die Strände hier sind feinsandig und ziemlich breit – und doch kann es in den Sommermonaten an den Küstenorten bisweilen eng werden, weil Tausende Urlauber genau

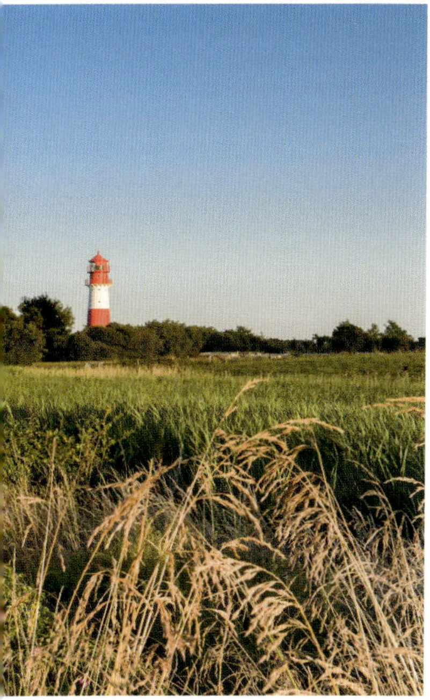

den gleichen Genuss in diesem verführerischen Badeparadies suchen.

Lübecks Glanz und Kieler Stolz

Die zwei Großstädte der südlichen Ostseeküste könnten unterschiedlicher kaum sein. Die stolze Hansestadt Lübeck mit ihren weltberühmten Kulturdenkmälern, den gotischen Kirchen, den engen Gassen und geheimen Gängen strahlt die erhabene Gemütlichkeit einer UNESCO-Welterbestätte aus. Zwischen (Thomas) Mann und Marzipan fügt sich sogar das topmoderne Europäische Hansemuseum harmonisch in die urbane Kulisse ein.

Großstädtischer gibt sich die Landeshauptstadt Kiel. Zwar fehlt hier weitgehend die gediegene Backstein-Pracht, dafür spürt man einen Hauch von Weltläufigkeit, wenn die großen Fähren, die Container- wie die Kreuzfahrtschiffe im Hafen anlegen oder aus dem Nord-Ostsee-Kanal bei Holtenau in die offene Ostsee auslaufen. Ganz besonders natürlich im Juni, wenn zur »Kieler Woche« Segler aus aller Welt eintreffen

Windjammerparade bei der Kieler Woche (unten), Erinnerung an die Hanse in Lübecks Hansemuseum (ganz unten)

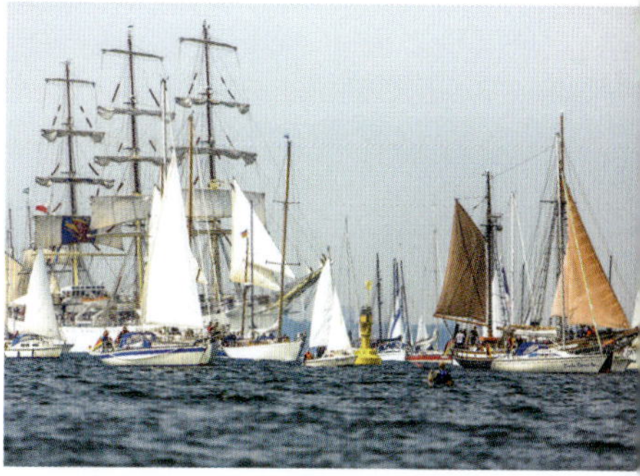

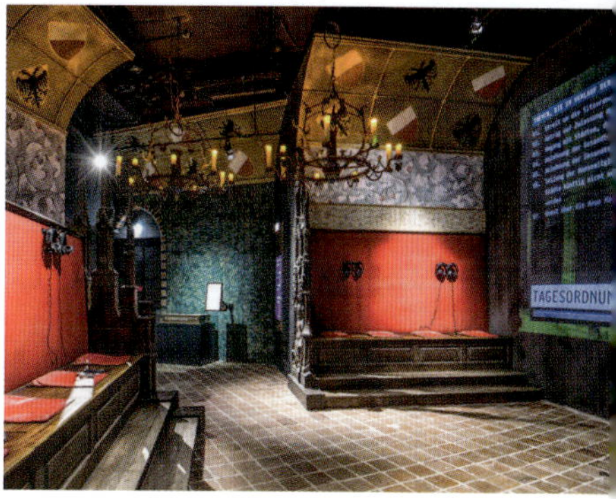

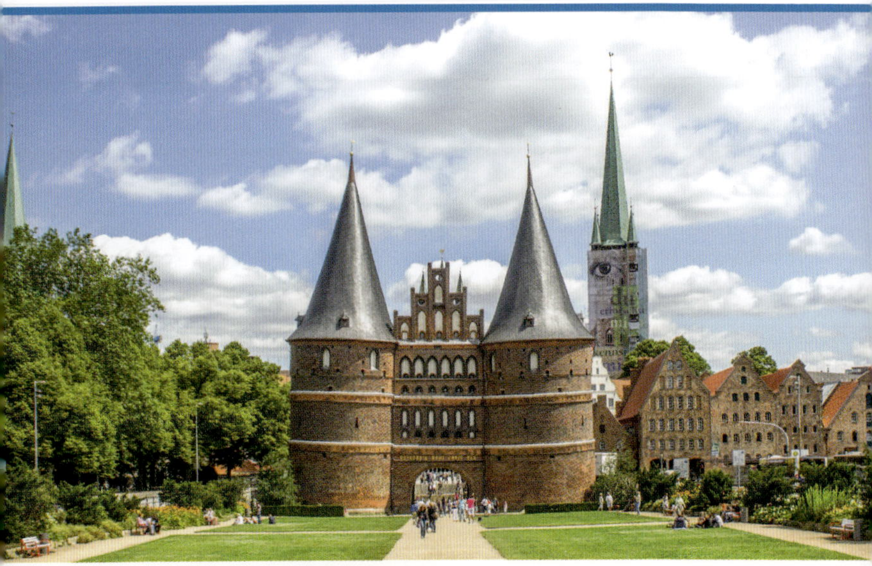

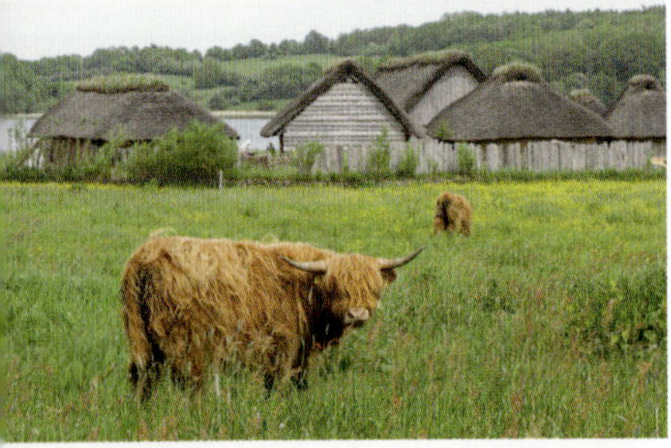

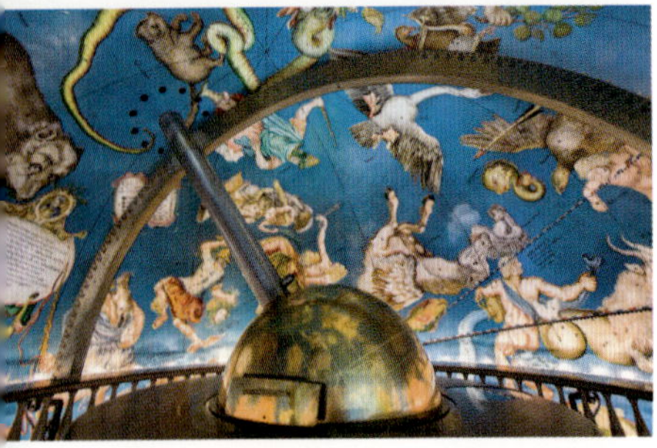

Lübecks Holstentor als wahre Augenweide (oben), die Wikingersiedlung Haithabu (links) und der begehbare Gottorfer Globus (unten)

und Millionen Besucher in die Stadt strömen.

Das Wasser prägt die schleswig-holsteinische Landeshauptstadt. Hier dreht sich alles um die Förde – vom Hafen und den Strandbädern bis zu den Museen mit Blick ins Blaue.

Im Land der Dörfer, Schlösser und Höfe

Wer es weniger turbulent mag, fährt an die langen Strände zwischen Hohwachter Bucht und Laboe. Oder gleich auf die Insel Fehmarn. Mit rund 2100 Sonnenstunden im Jahr zählt Fehmarn zu den sonnenreichsten Regionen in Deutschland. Landeinwärts macht die Ostseeregion mit ihren Seen, Wäldern und Hügellandschaften Lust auf Entdeckungstouren mit dem Fahrrad, im Boot über die Seen oder zu Fuß am Ufer entlang. In den Dörfern der Holsteinischen Schweiz mit ihren Höfen, Reetdachhäusern, alten Kirchen und Bauerngärten blüht der Charme des norddeutschen Landlebens. Prächtige Schlösser wie in Eutin oder Plön setzen Ausrufezeichen in den schmucken Städtchen, anmutig umrahmt von hübschen Seen und die umliegenden Höhen von lichten Wäldern besetzt.

Gänzlich verträumt und idyllisch wird es entlang der Schlei, wo Lavendel aus den Bauerngärten duftet, wo Wild- und Stockrosen sich die weiß getünchten Mauern reetgedeckter Puppenhäuser empor ranken.

Ganz am Ende der Schlei trifft man auf die Stadt Schleswig mit dem pompösen Schloss Gottorf, in dem heute die Landesmuseen untergebracht sind und für die man sich ruhig einen ganzen Tag Zeit nehmen sollte. Das Gleiche gilt für das Wikinger-Museum Haithabu, das weit mehr als ein Museum ist – eine weitläufige Anlage auf dem Boden der einstigen Metropole, wo bis heute immer noch Ausgrabungen stattfinden.

Weit im Westen: ursprüngliche Küste und herzliche Menschen

Je weiter man gen Westen fährt, desto mehr zeigt die Ostsee als wandlungsfähige Lady ihr naturbelassenes Gesicht. Sie sieht rauer und wilder aus, mit schroffen Steilküsten und naturbelassenen Stränden, die sie häufig mit einem Steinsaum bekränzt, damit auch wirklich nur die hartnäckigsten Verehrer bei ihr bleiben. Der Strand ist hier manchmal nur ein paar Meter schmal, dafür schier endlos lang und nahezu menschenleer, auch im Hochsommer. Übrigens grüßt man sich hier grund-

> *Das Meer ist keine Landschaft, es ist das Erlebnis der Ewigkeit.*
>
> *Thomas Mann (1875–1955), aus: »Lübeck als geistige Lebensform«*

Das Brodtener Steilufer in der Lübecker Bucht ist noch weitgehend unberührt

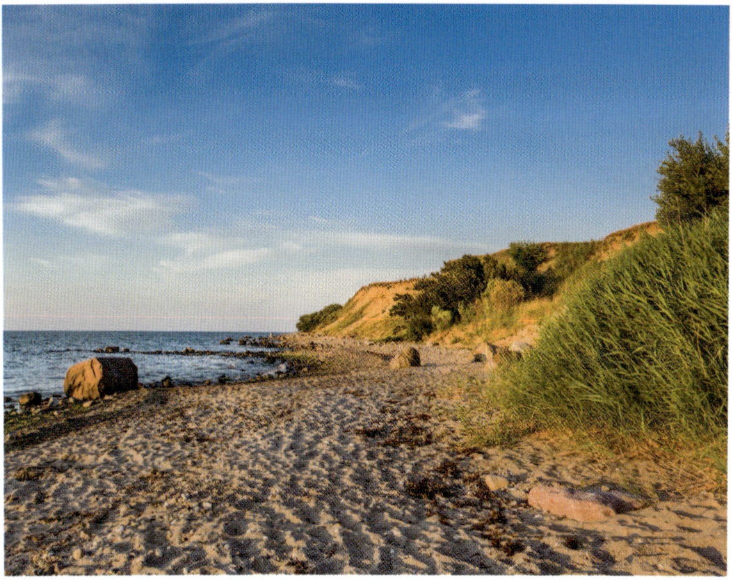

sätzlich immer. Am besten mit einem kernig-kurzen »Moin« – ein Gruß, der hier ganztägig gilt. Verbunden mit einem Lächeln geschieht es sehr oft, dass man einen kurzen Schnack über Wetter, Wind und Welle hält. Die freundlich-gelassenen Einheimischen verraten einem dann vielleicht sogar, dass hier durchaus weiche und feinsandige Strandmeilen existieren, etwa auf der Geltinger Birk.

Zeit für das Wesentliche

Ansonsten gibt es in der Region Angeln viel, was es nicht gibt: keine Hotelburgen, keine Strandpromenaden, fast keine Strandkörbe. So bleibt mehr Zeit für das Wesentliche: das Meer, der Himmel, das Land. Die Wiesen und Weiden, die Felder reichen bis an die Küste, Gerste wächst in den Strandhafer hinein. Und wenn im Wonnemonat Mai die Natur aufblüht, dann bilden die Rapsfelder sogar ein zweites – ein gelbes – Meer.

Das Land ist schwungvoll gewellt von den Gletschern der letzten Eiszeit – und das ist wohl auch der größte Unterschied zur Nordseeküste: Es sind diese Hügel, die das Landschaftsbild mit den kleinen Wäldchen und den Knicks so abwechslungsreich gestalten – und so manche Radfahrer stöhnen lassen, weil sie sich das alles irgendwie flacher vorgestellt hatten. Weiter in Richtung Glücksburg und Flensburg bekommt Schleswig-Holstein wieder urbanere Züge: dank herrlicher Hotels, Sterneküche und Fischbrötchen sowie Museen in einer stolzen Kulisse mit malerischem Hafen und eleganten Kaufmannshäusern.

Flensburger Förde: Hier verläuft die Staatsgrenze zwischen Dänemark und Deutschland

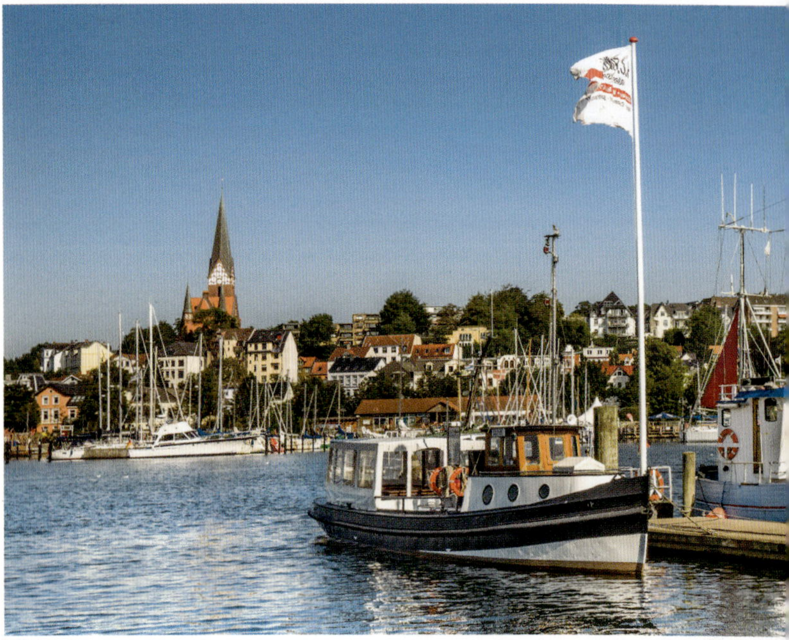

So bietet diese facettenreiche Küstenregion ein Zuhause für alle: für Sonnenanbeter, Wasserratten, Flaneure, Küstenmaler, Sandburgenbauer, Hornhecht-Angler, Donnerkeil- oder Hühnergott-Sammler. Auch in der kalten Jahreszeit, wenn der garstige Westwind die Haut durchblutet, wenn unverhofft ein rosafarbener Lichtstrahl den Nebel durchbricht, dann berührt diese ganz eigene Poesie der Landschaft selbst hartgesottene Gemüter. Herbst und Winter sind hier schon lange keine »Nebensaison« mehr, denn all diese Seebäder, die sich ständig modernisieren, all diese neuen, hippen Hotels mit Spa und Wellness-Tempeln, auch die Museen und Spitzenrestaurants erleichtern das Überwintern in Eleganz, Seite an Seite mit der großen blauen Lady Ostsee.

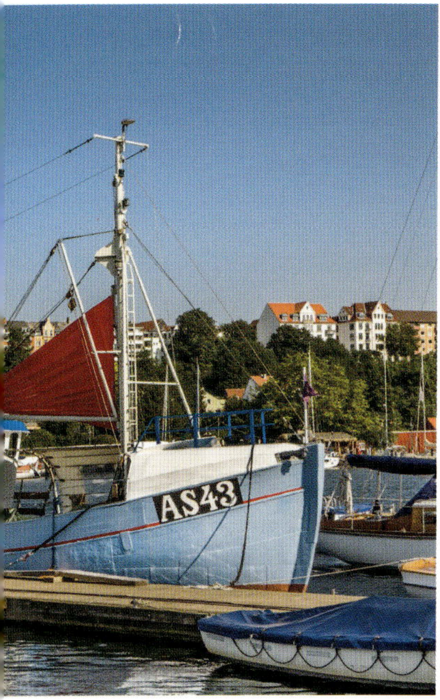

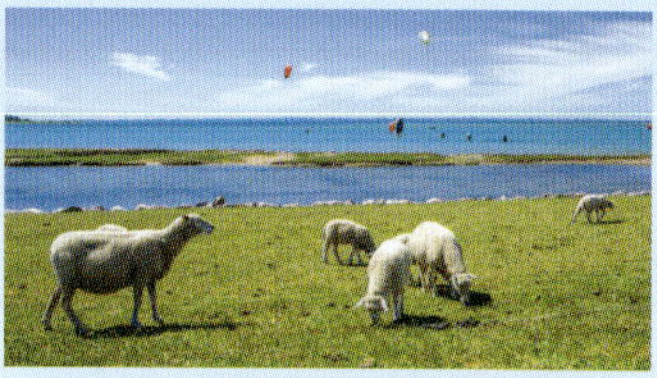

Landeshauptstadt *Kiel (ca. 250 000 Einw.)*

Fläche *Rund 15 800 km² (Schleswig-Holstein)*

Einwohner *Ca. 2,88 Mio. (Schleswig-Holstein)*

Tourismus *Ca. 3,7 Mio. Gäste jährlich an der hiesigen Ostseeküste*

Küstenlinie *536 km, inkl. Schlei (137 km) und Insel Fehmarn (71 km)*

Religion *Überwiegend evangelisch-lutherisch*

Exportschlager *Flensburger Bier. Die wichtigsten Exportmärkte des in rund 35 Länder ausgelieferten »Flens« sind China, Russland, Japan und Großbritannien.*

Typisch Ostseeküste *Die Knicks. Etwa 46 000 km lang ziehen sich diese Wallhecken durch das Land, sie schützen vor Winderosion, Wild, Weidetieren. Damit sie dicht bleiben, müssen sie geschnitten und herausragende Zweige umgeknickt werden – deshalb Knick.*

Das gibt es nur hier *Den »Fluch von Novgorod« – eine in 1,4 Sekunden von 0 auf 100 km/h beschleunigende Achterbahn im Hansa-Park bei Sierksdorf. Der Name spielt auf alte Hanse-Zeiten an, als Lübecks Handelsbeziehungen bis in die russische Metropole und weiter reichten.*

Das will ich erleben

Wellengang und Wellness-Lust, Wikinger-Erbe und Wohlgenuss: Die blaue Ostsee und das sanft-hügelige grüne Hinterland wirken auf den ersten Blick idyllisch-einladend wie im Bilderbuch. Dieser Eindruck ist völlig richtig, aber unvollständig. Denn in diesem Panorama tummeln sich auch die wagemutigsten Surfer der Welt, gleiten die schönsten Segelschiffe über die Wellen, stellen herausragende Künstler ihre Werke aus, verbinden moderne Museen die Historie mit unserer digitalen Gegenwart. Und damals wie heute gehört zum Leben einfach dazu: der ausgedehnte Strandspaziergang bei jedem Wetter.

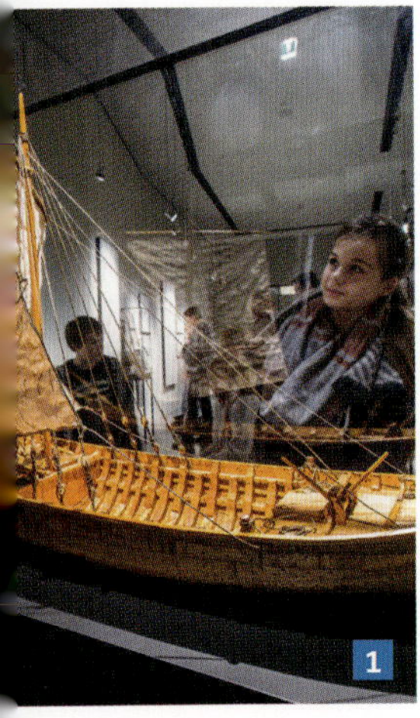
1

Eiszeit, Eisenguss und Hanse-Pracht

Innovativ präsentiert sich die Museumslandschaft der Region. Neben den berühmten Moorleichen im Schloss Gottdorf und skurrilen Tieren im Eiszeithaus Flensburg wird in Lübeck das Handelsimperium der Hanse vermittelt, während sich Büdelsdorf im Sommer zum Mekka der Kunstszene wandelt.

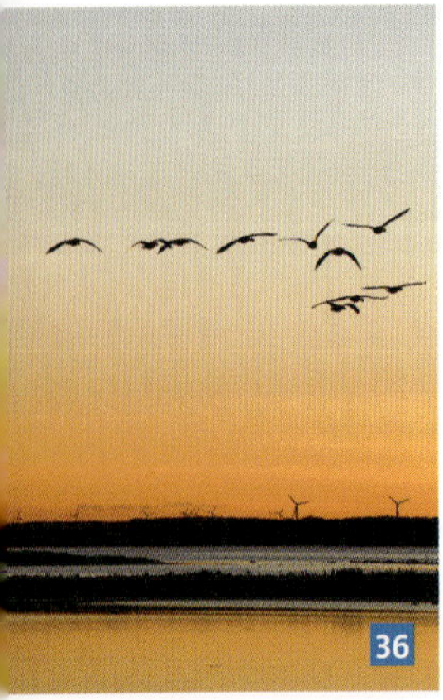
36

Ein Paradies für Birdwatcher

Ob Zwergseeschwalbe, Tüpfelralle oder Neuntöter – auf der Geltinger Birk finden sie exzellente Bedingungen vor. Fehmarn gilt als europäischer Hotspot der Zugvögel, und auch rund um den Plöner See hat man gute Chancen, den Seeadler zu sichten, den größten Greifvogel Mitteleuropas, dessen Population sich hervorragend entwickelt.

Shoppingtouren in der City

Die wahren Schätze findet man eher abseits der Haupteinkaufsmeilen. In Lübeck lockt die Hüxstraße mit Boutiquen und Kunsthandwerk, in der Holtenauer Straße in Kiel könnte man einen ganzen Tag verbringen und in der Roten Straße in Flensburg gemütlich bummeln.

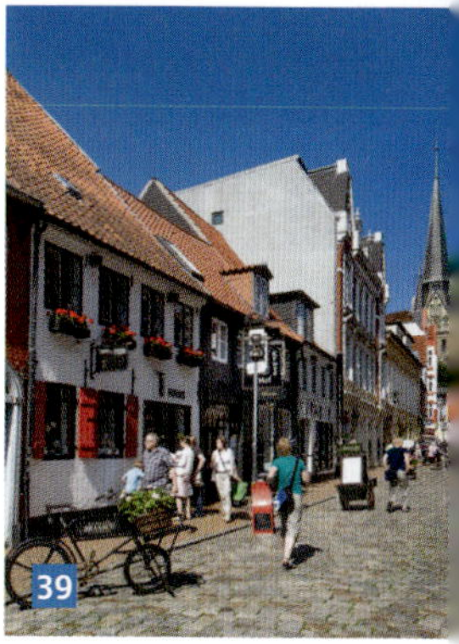

Fischbrötchen und Sterneküche

Ob Strandbistro oder Landgasthof, überall finden sich Scholle, Butt, Aal & Co. auf der Speisekarte. Gourmets genießen Sternekost etwa im Restaurant Buddenbrooks in Travemünde, preisverdächtig lecker schmecken aber auch die Fischbrötchen von Bens Fischhütte in Flensburg.

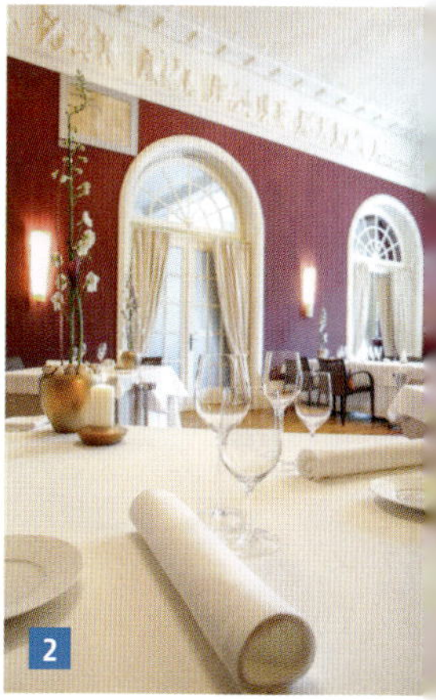

Strandvergnügen und Wellenspaß

Kitesurfen oder Schwimmen lernen, Sonnenbaden oder Burgen bauen: Schleswig-Holsteins Ostseeküste ist reich beschenkt mit einer Vielfalt unterschiedlicher Strände, an denen wirklich jeder Urlauber das richtige für sich findet. Daher hier nur eine kleine, feine Auswahl.

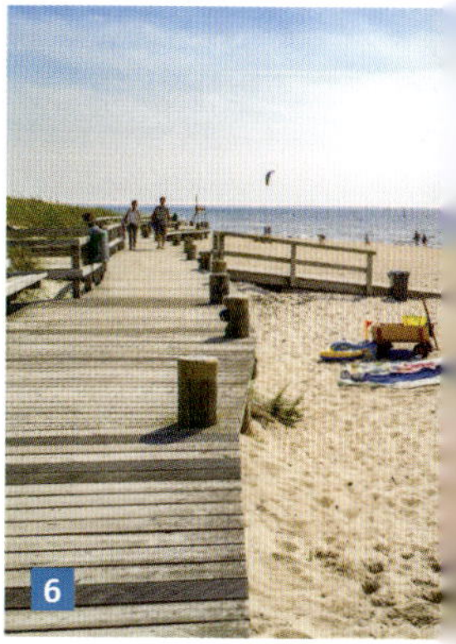

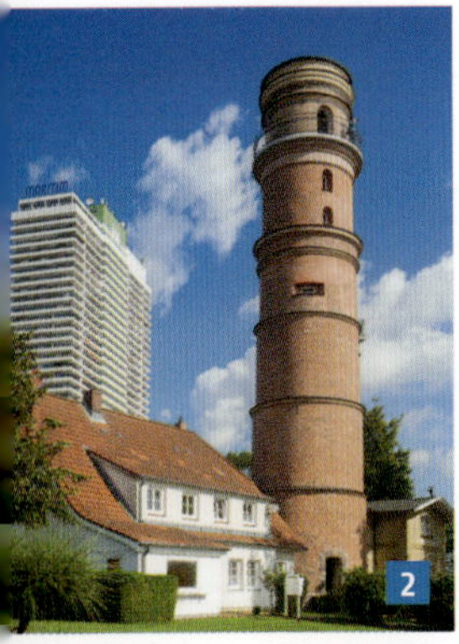

Beste (Aus-)Sicht von ganz oben

Im ältesten Leuchtturm der Ostsee in Travemünde wurde ein niedliches Museum im Turm errichtet. Im Leuchtturm Falshöft kann mit Blick auf die Ostsee geheiratet werden, während der Leuchtturm Schleimünde nachts immer noch unermüdlich leuchtet wie eh und je.

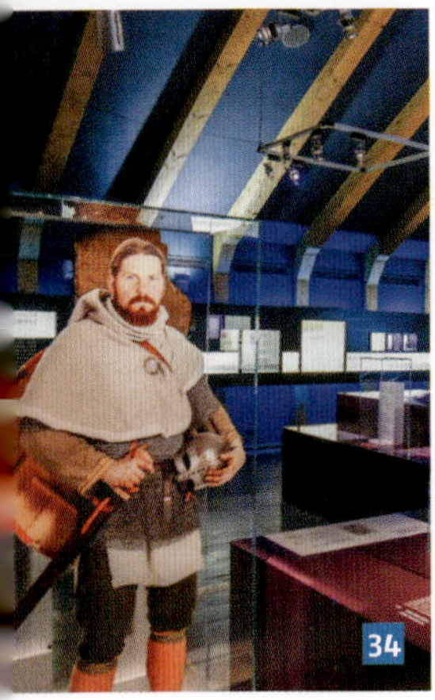

Hünengräber, Römer-Schlachten & Co.

Wirklich dicht ist Schleswig-Holstein bis heute nicht besiedelt, aber schon vor etwa 5000 Jahren lebte man hier. Später wurde hier offenbar heftig gekämpft, gründeten die Wikinger eine bedeutende Metropole. Und heute? Wandeln wir auf den spannenden Spuren der Historie.

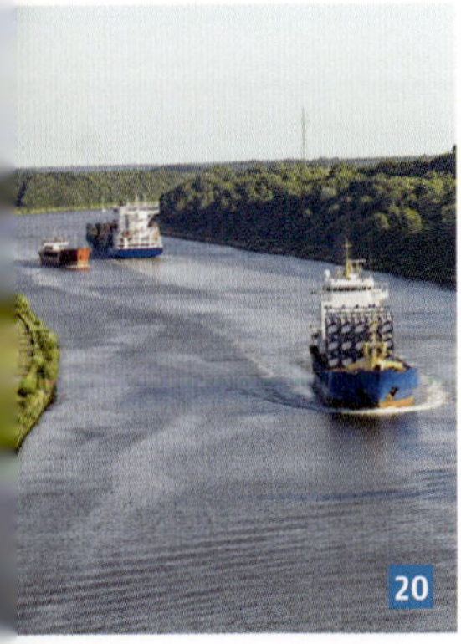

Auf Wasserwegen unterwegs

Was darf es denn sein? Mal eben nach Dänemark übersetzen? Die Einsamkeit der Lotseninsel Schleimünde nachempfinden? Oder auf dem Nord-Ostsee-Kanal neben den riesigen, schwer beladenen Containerschiffen aus aller Welt gemächlich durch die Landschaft tuckern?

Tortenträume und Sahneschmaus

Eine »Tour de Torte« ist im hohen Norden kein Problem. An der schleswig-holsteinischen Ostseeküste liebt man süße, üppige Versuchungen, gerne in mehreren Schichten und mit sehr viel Sahne verziert. Man speist in einer 500-jährigen Apotheke, auf einer filmreifen Terrasse oder mit Blick aufs Meer.

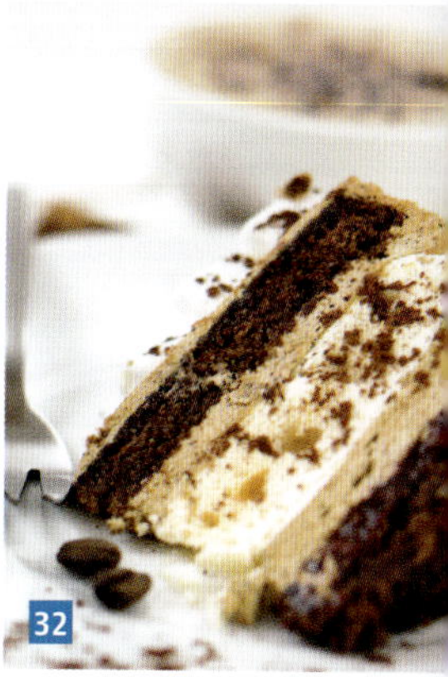

Action, Spaß und Spannung

Perfekt für den Urlaub mit Kindern: Achterbahnfahrt im Hansa Park Sierksdorf. Traktor fahren, Brot backen und eigene Bonbons herstellen im Karls Erlebnishof Warnsdorf. Naturwissenschaftliche Experimente für Groß und Klein locken in die Phänomenta nach Flensburg.

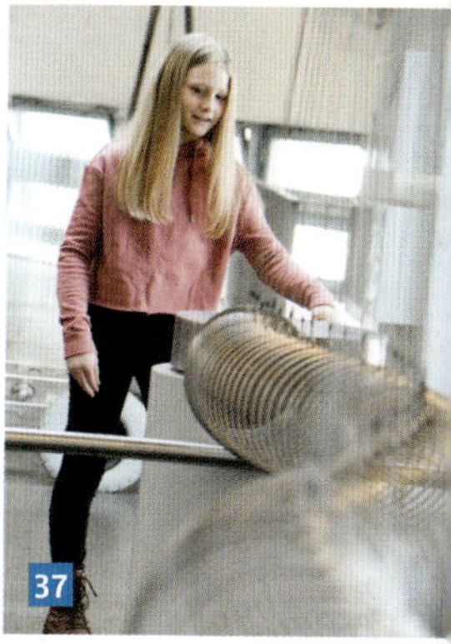

Hafenidylle und Seglerglück

Verträumte Fischerhäfen, idyllische Jacht- oder urige Museumshäfen: Entlang der schleswig-holsteinischen Ostseeküste finden Segler und Seh-Leute überall einen Heimathafen, in dem man gern vor Anker geht.

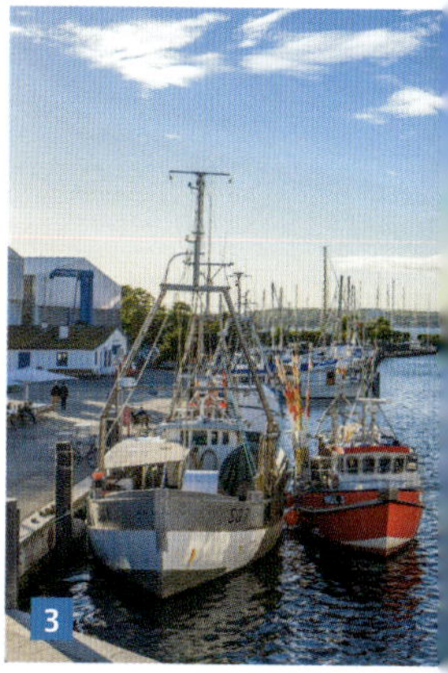

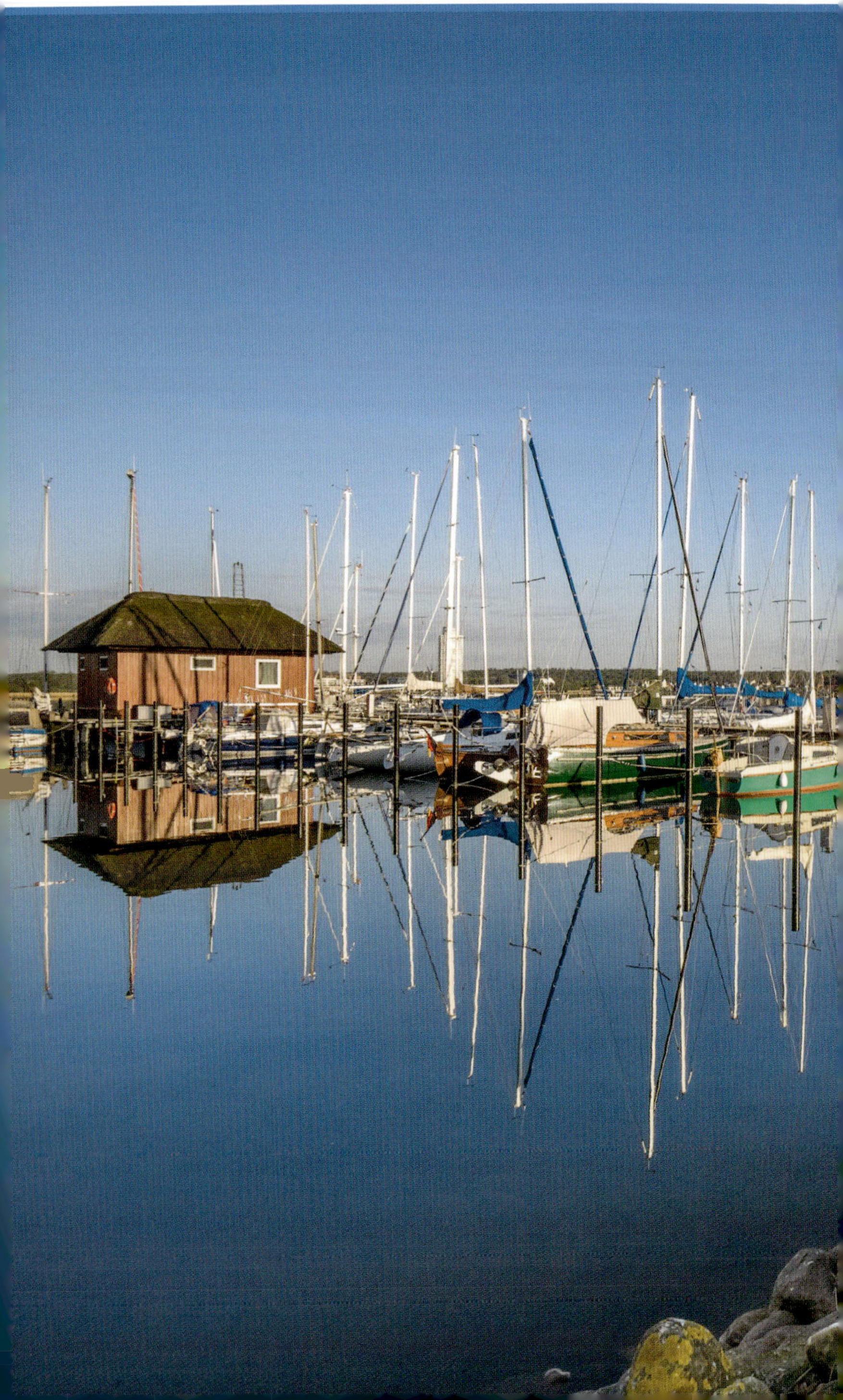

Unterwegs

Im Wortsinn nah am Wasser gebaut hat man an der Ostseeküste Schleswig-Holsteins immer – auch wenn es mal nicht die Ostsee ist, sondern wie hier die idyllisch mäandernde Schlei.

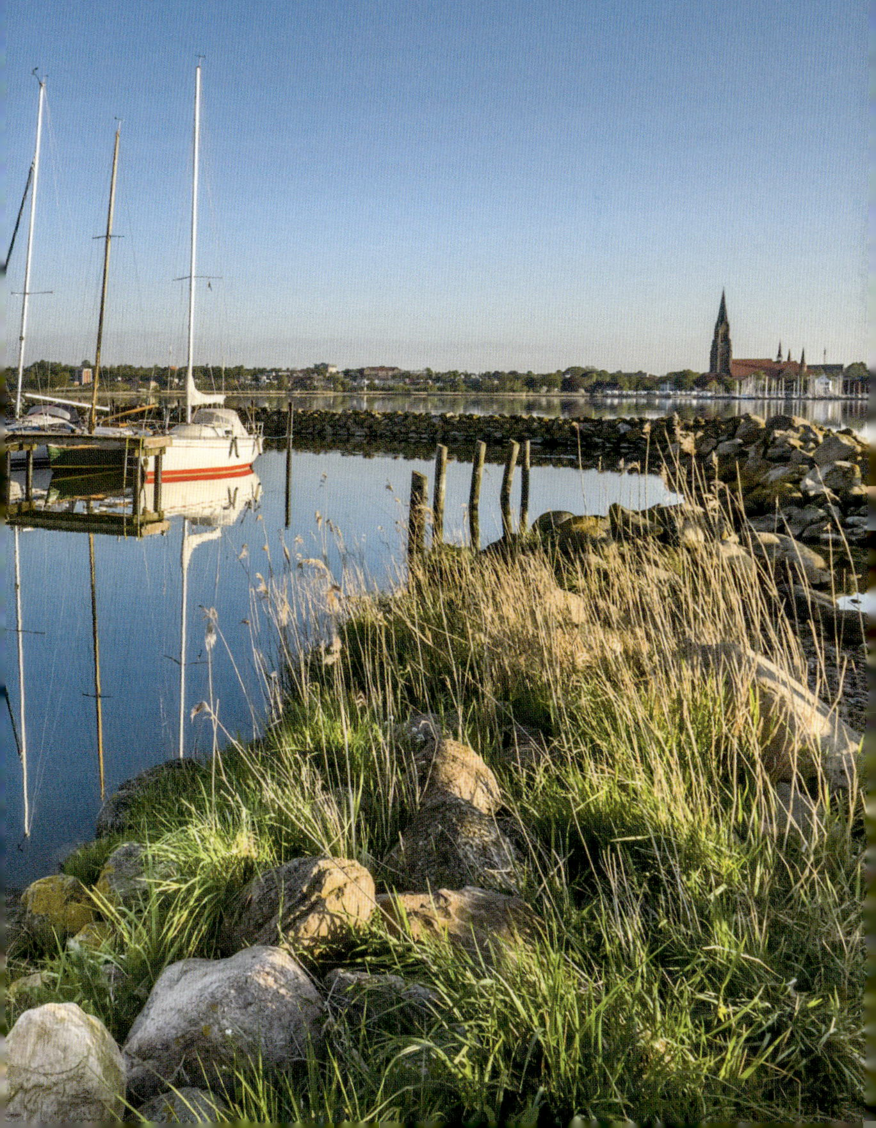

Lübecker Bucht – die Riviera des Nordens

Weiße Sandstrände, viel Kultur und pure Lebensfreude: Die Region an der Lübecker Bucht glänzt mit Vielfalt auf kleinem Raum

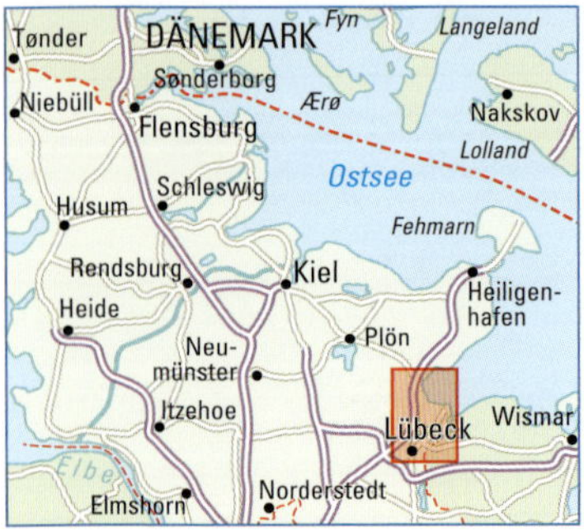

Die Lübecker Bucht – auch als Badewanne der Hamburger bezeichnet – ist der lebhafteste Abschnitt an der hiesigen Ostseeküste. In diesem dicht besiedelten, touristisch hervorragend erschlossenen Raum wandelt man auf den Spuren der Deutschen Hanse, genießt Dolce Vita am Strand, flaniert oder schnackt mit den Fischern am Hafen und freut sich ganz allgemein darüber, dass man hier auch dank hochkarätiger Museen zu jeder Jahreszeit gut Urlaub machen kann.

In diesem Kapitel:

ADAC Top Tipps:

1 Europäisches Hansemuseum, Lübeck
| Museum |
Spektakulär, informativ, modern: spannende Einblicke in die rund 800 Jahre alte Geschichte der Hanse in einem auch architektonisch reizvollen Bau in der Lübecker Altstadt. 22

2 Viermastbark Passat, Travemünde
| Museumsschiff |
Die Passat wurde 1911 gebaut und ist einer der legendären »P-Liner«, die über alle Weltmeere segelten. Heute erinnert das Museumsschiff an die große Zeit der Windjammer. 30

3 Strand von Pelzerhaken
| Landschaft |
Das Hawaii der Ostsee: Ein weißer Traumstrand, gesäumt von Dünen, abseits vom Rummel und besonders geeignet für Familien, Romantiker, Ruhesuchende, Windsurfer und Kiter. 37

ADAC Empfehlungen:

1 St. Petri, Lübeck
| Aussichtspunkt |
Mit dem Lift geht es 50 m hoch auf die Aussichtsplattform, von der man einen herrlichen Ausblick auf die Skyline der Stadt hat. 20

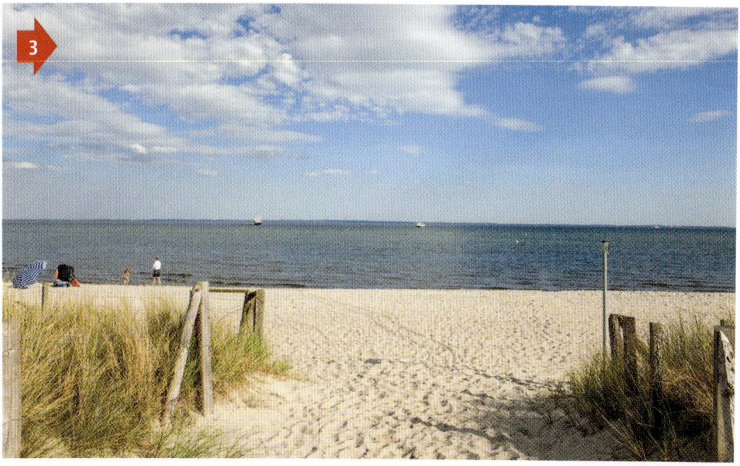
3

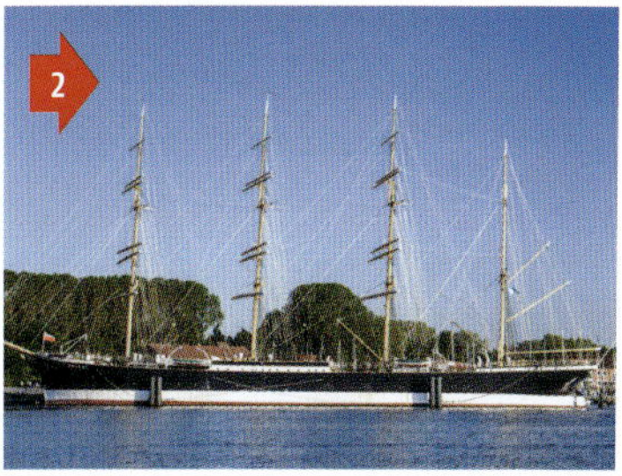
2

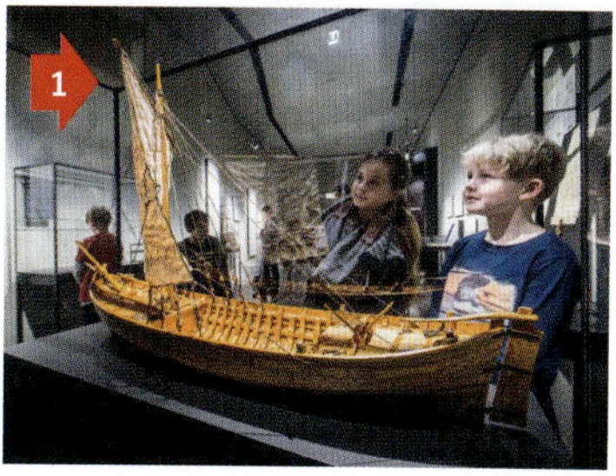
1

1 Lübeck

Mittelalterliche Altstadt voller süßer Verführungen

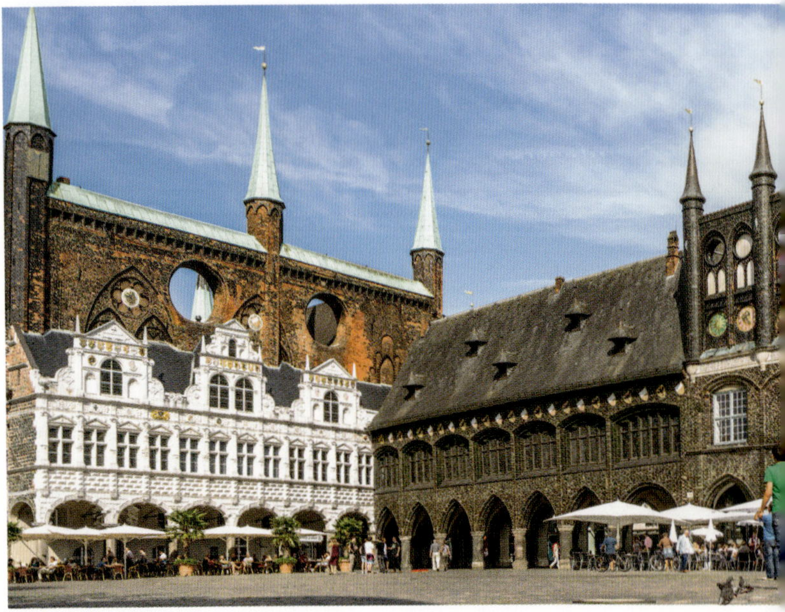

Blick auf das ab dem Jahr 1230 am Markt errichtete Rathaus von Lübeck

Information

- Tourist-Information Lübeck und Travemünde Marketing GmbH, Holstentorplatz 1, 23552 Lübeck, Tel. 04 51/889 97 00, www.luebeck-tourismus.de
- Parken: siehe S. 25, www.parken-luebeck.de

Spätabends ist der beste Moment, um in Lübeck anzukommen. Wer die fantastisch angeleuchtete Altstadtkulisse mit den Kirchtürmen, Brücken, Toren und verzierten Fassaden betrachten darf, ahnt bereits etwas vom Flair dieser Stadt, dem einstigen Herz der Hanse (siehe »Im Blickpunkt«, S. 20). Eine Stadt der Kaufleute und Händler, die ihren Reichtum nicht verbargen, sondern in repräsentativen Bauten verewigten. Bereits im 8. Jh. entstand die Siedlung Liubice (slawisch für lieblich). Der Ort lag auf einer Landzunge an der Mündung von Trave und Schwartau (Alt-Lübeck). Nach Kämpfen zwischen Slawen und Holsten wurde Liubice vollständig zerstört. In der heutigen Lage auf dem Hügel Buku wurde Lübeck im Jahr 1143 als Kaufmannssiedlung und erste deutsche Hafenstadt an der Ostsee von Graf Adolf II. von Schauenburg gegründet. Heinrich der Löwe stiftete 1163 den Lübecker Dom, die Stadt zwischen Trave und Wakenitz wurde Bischofssitz. Im 13./14. Jh. folgte der rasante Aufstieg zur führenden

Plan S. 21

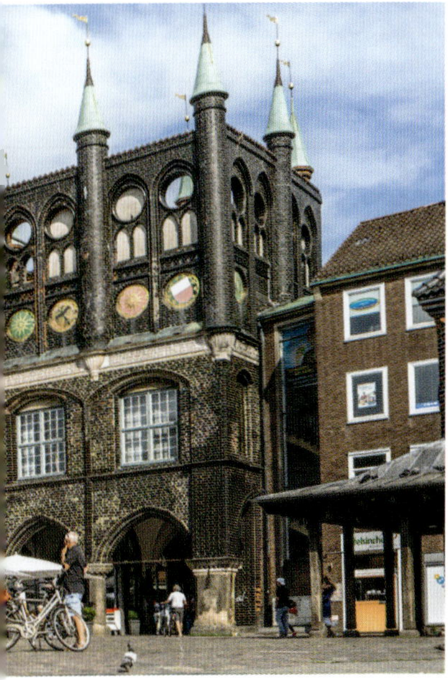

Handelsmetropole im Städtebund der Hanse. Heute gehört die Altstadt zum UNESCO-Welterbe. Einige neuzeitliche Bausünden lassen die historische Substanz umso prächtiger erscheinen.

Sehenswert

1 Holstentor

| Museum |

Das bekannteste Wahrzeichen der Hansestadt wurde in den Jahren 1464 bis 1478 errichtet. »Concordia domi foris pax« prangt in goldenen Lettern über dem Torbogen: »Drinnen Eintracht, draußen Frieden.« Der wuchtige spätgotische Bau mit den zwei Türmen, dem rundbogigen Durchgangstor und den schiefergedeckten Dächern diente von Anfang an der Verteidigung und Repräsentation. Das Holstentor gehört zu den Resten der ehemaligen Befestigungsanlagen und ist neben dem Burgtor das einzige erhaltene Stadttor Lübecks. Übrigens: Im Jahr 1863 stand das Holstentor schon einmal kurz vor dem Abriss. Mit nur einer einzigen Stimme Mehrheit beschloss damals Lübecks Bürgerschaft den Erhalt. Zum Glück! Heute zeigt die in den Innenräumen dieses Baudenkmals eingerichtete Ausstellung »Die Macht des Handels« das Wirken der Lübecker Fernhandelskaufleute, die die Stadt seit dem Mittelalter in jeder Hinsicht prägten. Wirkungsstätten, Handelswaren, das Treiben auf dem Marktplatz, all das kann man hier förmlich riechen und hören. Auch mittelalterliche Folterinstrumente wie Streckbank, Spanischer Mantel und Brenneisen werden in diesem Museum gezeigt – eher nichts für zartbesaitete Gemüter.

ADAC Mobil

Wer **Lübeck** etwas ausführlicher erkunden möchte, lädt sich am besten den Flyer **Mobil in der City** mit Cityplan, der Route des Open-Air-Busses (Stadtrundfahrt), Hinweisen auf touristische Angebote und Wanderungen in Naherholungsgebiete herunter.

www.sv-luebeck.de/de/freizeit/mobil-in-der-city.html – vor Ort gibt's den Flyer im ServiceCenter am ZOB/Hauptbahnhof, Beim Retteich 10, Mo–Fr 6.30–19, Sa 9–16 Uhr

Im Blickpunkt

Die Königin der Hanse

Die Hanse war weit mehr als ein Städtebund. »Global Player« des Mittelalters trifft es eher, denn sie operierte wie ein internationales Netzwerk mit einem Zentrum – dem Hansetag – und Stützpunkten im Ausland: Kontore, Händler-Bünde, Hansestädte. Gehandelt wurde u.a. mit Wolle und Weizen aus England, mit Pelzen und Walrosszähnen aus Norwegen sowie Weinen aus Frankreich. Zwischen 1356 und 1480 fanden von 111 Hansetagen 76 in Lübeck statt. Verträge, Privilegien, Friedensschlüsse und Kaufmannsbriefe dokumentieren das Wirken der Hanse. Diese Quellen aus dem Lübecker Archiv wurden inzwischen als immaterielles UNESCO-Welterbe nominiert.

■ Holstentorplatz, Tel. 04 51/122 41 29, www.museum-holstentor.de, Jan.–März Di–So 11–17, übrige Monate tgl. 10–18 Uhr, 7 €, erm. 3,50 €

2 St. Petri

| Aussichtspunkt |

1 *Lübeck aus der Vogelperspektive – ein imposanter Anblick*

Die schon 1170 erstmals urkundlich erwähnte Hallenkirche brannte im Jahr 1942 komplett aus, heute ist das Innere des Gotteshauses betont schlicht gehalten: ein weitgehend leerer, lichtdurchfluteter Raum ohne Bänke, da die St.-Petri-Kirche als Konzert- und Ausstellungsraum genutzt wird. Spektakulär: Von der 50 m hohen, ganz bequem mit einem Lift erreichbaren Plattform im Turm der Kirche aus hat man einen fantastischen Ausblick auf die gesamte Skyline der Stadt – vom Rathaus über das Buddenbrookhaus bis hin zur Marienkirche. Bei gutem Wetter reicht der Blick sogar noch weiter bis an die Ostsee.

Lübecks Marienkirche gilt als die Mutterkirche norddeutscher Backsteingotik

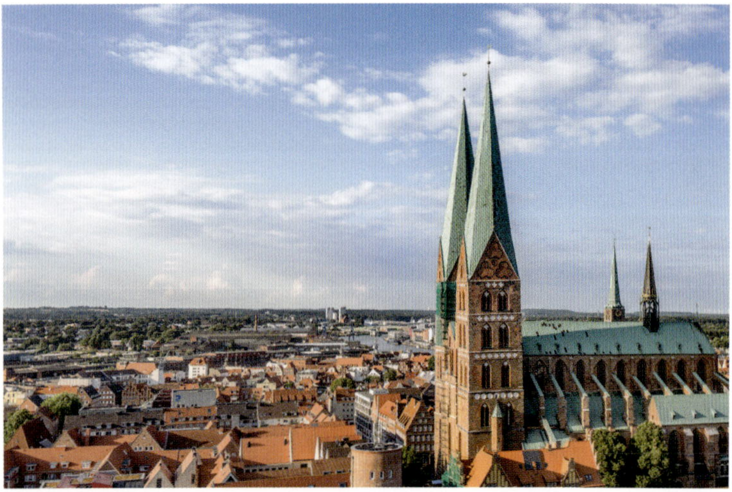

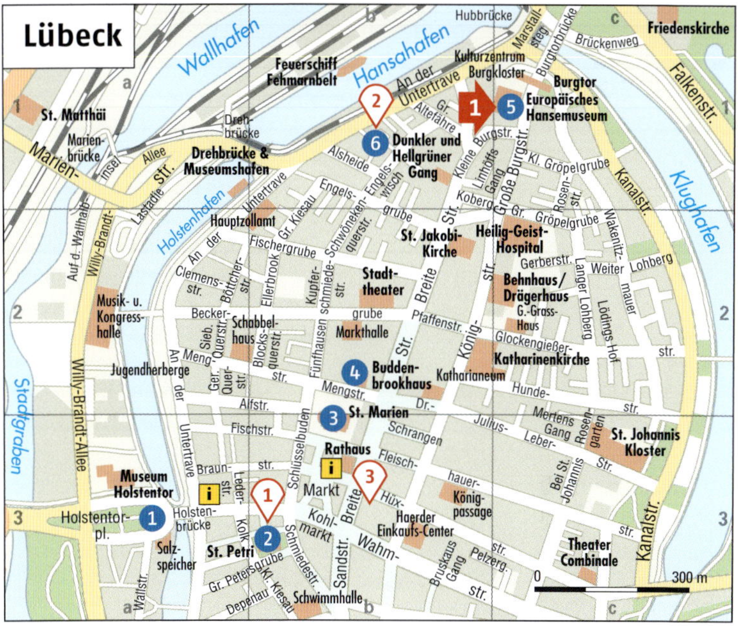

■ Petrikirchhof, Tel. 04 51/39 77 30, www.st-petri-luebeck.de, Kernöffnungszeit 10–18 Uhr, 4 €

3 St. Marien

| Kirche |

Protestantische Schlichtheit und Eleganz prägen die mehr als 100 m lange gotische Kirche mit den zwei Türmen. Besonders imposant: das hohe Gewölbe. Wer gern Treppen steigt, kann die zweieinhalbstündige Gewölbe-Führung mitmachen, bei der man unter dem riesigen Dach (immerhin 38,5 m hoch!) durch Luken und Pforten herrliche Ausblicke auf Lübecks Altstadt genießen kann.

■ Marienkirchhof 1, Tel. 04 51/773 91, www.st-marien-luebeck.de, 4.–31. Okt. u. 1.–16. Dez. 10–17, 17. Dez.–31. März u. 1.–30. Nov. 10–16, 1. April–3. Okt. 10–18 Uhr, So 10–11.30 Uhr keine Besichtigung

4 Buddenbrookhaus

| Museum |

Gleich neben der Marienkirche dreht sich in der Mengstraße 4 alles um die berühmten Brüder Thomas und Hein-

Gefällt Ihnen das?

Wer weiter auf den Spuren von Thomas Mann wandeln möchte, entdeckt **Travemünde** (S. 28) als »Ferienparadies«, in dem der Schriftsteller in seinen eigenen Worten »die unzweifelhaft glücklichsten Tage« seines Lebens verbracht hat. Man kann auch am **Brodtener Steilufer** (S. 33) wandern oder einen Stopp in **Glücksburg** (S. 111) einplanen, um den gleichen Blick auf die Ostsee zu genießen wie der Nobelpreisträger.

Im Blickpunkt

Von Lübeck in die Welt: die Reisen des Thomas Mann

»Wo ich bin, ist Deutschland«: Diesen kühnen Satz formulierte Thomas Mann 1938, am Tag seiner Ankunft im Exil in New York. 1875 geboren in Lübeck, als Jugendlicher nach München umgezogen, führten den späteren Literaturnobelpreisträger ausgedehnte Reisen nach Italien, Dänemark, Istrien und in die Schweiz. Er gönnte sich und seiner Familie ein komfortables Ferienhaus in Nidden, dem litauischen Teil der Kuhrischen Nehrung, Skiurlaube in den Bergen und Sommertage auf Sylt. In Küstnacht/Schweiz lebte er fünf Jahre, in den USA 14 Jahre (die meiste Zeit davon in Los Angeles). Erst 1952 kehrte er endgültig nach Europa zurück, in die Schweiz, wo er 1955 im Alter von 80 Jahren starb. Drei Monate vor seinem Tod wurde ihm die Ehrenbürgerschaft der Stadt Lübeck verliehen.

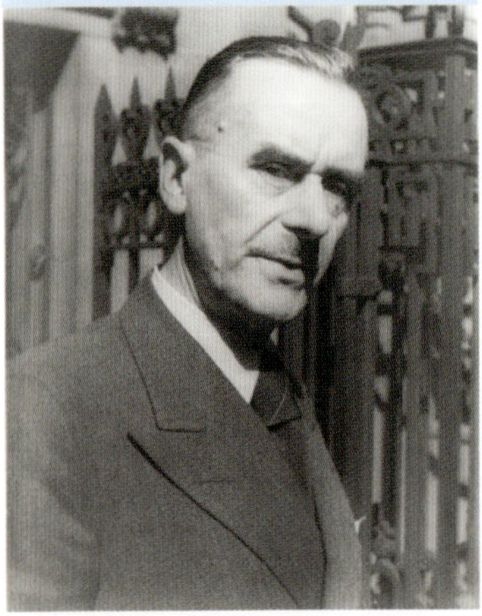

rich Mann. 1758 wurde das Buddenbrookhaus erbaut, in dem die Großeltern der Schriftstellerbrüder lebten. Diesen Handlungsort mit der barocken Fassade beschrieb Thomas Mann akribisch in seinem Roman »Die Buddenbrooks«, für den er den Literaturnobelpreis erhielt. Sein vier Jahre älterer Bruder Heinrich ist vor allem für seinen im Jahr 1905 erschienenen Roman »Professor Unrat« bekannt, der auch mehrfach verfilmt wurde – zuerst im Jahr 1930 als »Der blaue Engel« mit Emil Jannings und Marlene Dietrich in den Hauptrollen. Genau in jenem Stockwerk, in dem die Familie Mann um die Mitte des 19. Jh. eine »Beletage« bewohnte, befindet sich heute die Ausstellung »Die Manns – eine Schriftstellerfamilie«, die wie im Roman in einem Landschaftszimmer und einem Speisesaal mit Götterfiguren sitzt. Ferner finden sich Hörinseln mit den Stimmen der Familienmitglieder – ein begehbarer Roman. Neben der zweiten Dauerausstellung »Buddenbrooks – ein Jahrhundertroman« gibt es wechselnde Sonderausstellungen. Literaturfans finden im Museumsshop u.a. alle lieferbaren Werke der Familie Mann.

■ Mengstraße 4, Tel. 04 51/122 41 90, buddenbrookhaus.de, Jan. Di–So 11–17, Feb. u. März tgl. 11–17, April–Dez. tgl. 10–18 Uhr, 7 €, erm. 3,50 €, Kinder unter 6 Jahren freier Eintritt

5 Europäisches Hansemuseum

| Museum |

1 *Imposante Einblicke in die Geschichte einer Handelsmacht*

Ein halbes Jahrtausend lang prägten die Hansestädte den europäischen Handel

»Concordia domi foris pax« – drinnen Eintracht, draußen Friede – steht auf der Feldseite des Lübecker Holstentors

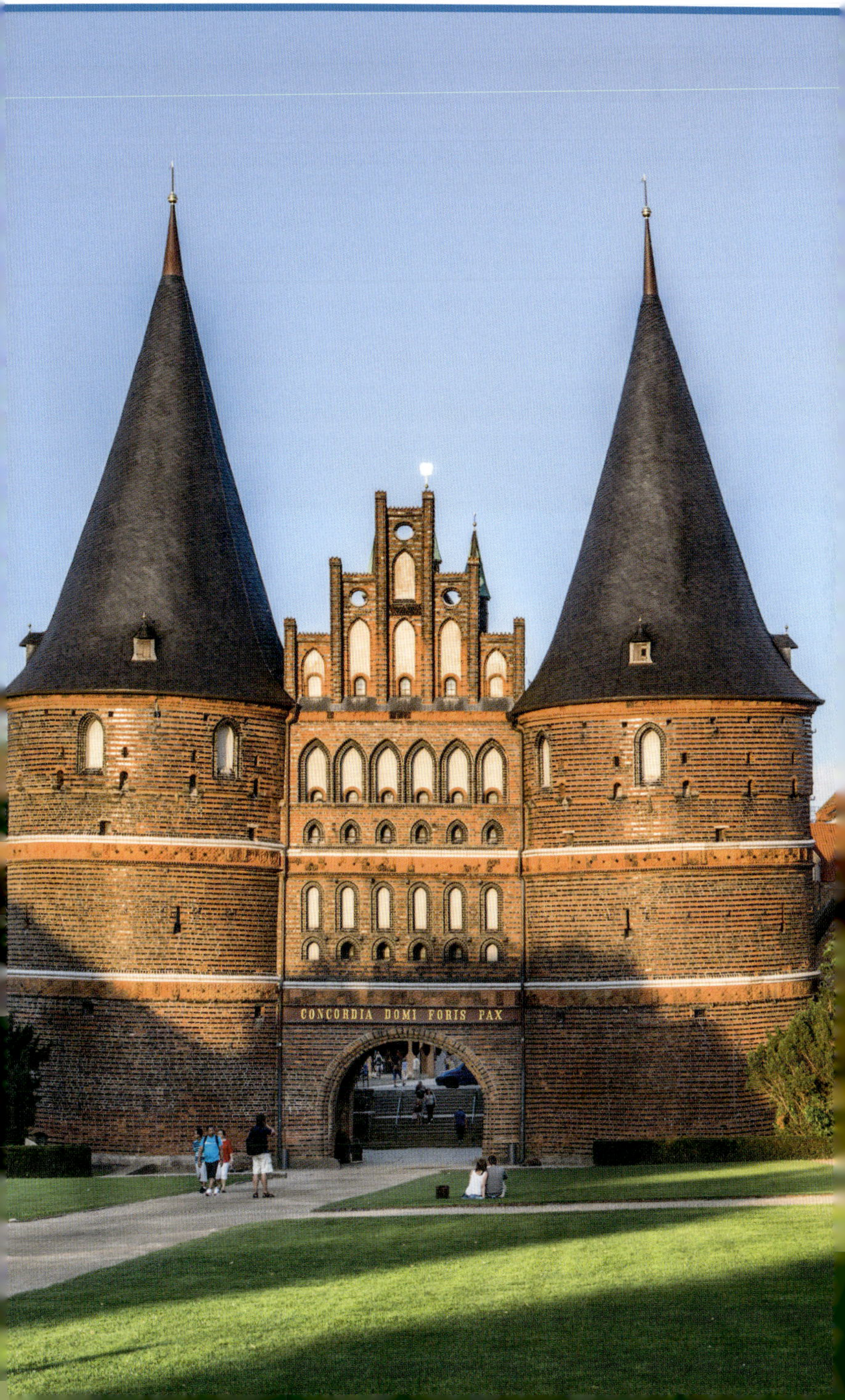
CONCORDIA DOMI FORIS PAX

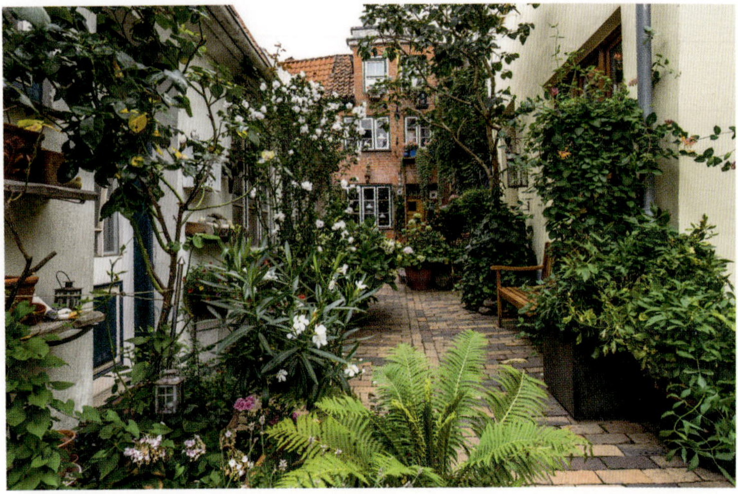

Lübecks Höfe und Gänge sind fast alle öffentlich zugänglich

von Brügge, London, Gotland, Bergen bis nach Nowgorod. Lübeck galt als das Machtzentrum dieses Bündnisses. Eine bewegte Epoche mit Licht und Schatten, mit diplomatischen Verhandlungen, Piraterie, Handelsboykotten, Kriegen und Pest-Epidemien. Wegen des didaktisch klug durchdachten, mit interaktiven Elementen angereicherten Aufbaus des Museums wird man in diese spannende Geschichte förmlich hineingezogen – man fühlt sich wie auf einem Spaziergang durch die Jahrhunderte. Neben Originalfunden machen die aufwendig gestalteten Erlebnisräume mit Szenen aus der Zeit der Hanse die Geschichte nahezu greifbar. Tipp: morgens hingehen, da man hier sehr viel Zeit verbringen kann. Das Ticket bleibt auch dann noch gültig, wenn man zwischendurch das Museum verlässt.

■ An der Untertrave 1, Tel. 04 51/809 09 90, www.hansemuseum.eu, tgl. 10–18 Uhr, 13 €, erm. 10 €

ADAC Spartipp

Immer am letzten Samstag im August öffnen bei der **Lübecker Museumsnacht** die kleinen und großen Museen ihre Türen bis Mitternacht. Man zahlt einmal – und entdeckt vielleicht auch Kleinode wie etwa die Lübecker Bonbon- Manufaktur oder das TheaterFiguren-Museum. Konzerte, Lesungen und Livemusik runden als Rahmenprogramm das Vergnügen ab.
Die Tickets für die Lübecker Museumsnacht gibt es direkt bei den teilnehmenden Museen oder online: www.luebeck-ticket.de, 6 €, Kinder 2 €

6 Dunkel- und Hellgrüner Gang

| Straße |

2 *Auf geheimen Wegen durch die Altstadt von Lübeck*

Einen Hauch des alten Lübeck vermittelt die Welt der etwa 90 Gänge, Torwege und Höfe in der Altstadt, ein Wechselspiel von Licht und Schatten, kleinen Buden, scheinbarer Sackgassen und versteckter Ausgänge. Das Licht ist dämmrig, und man muss oft den Kopf einziehen. Früher wohnten hier Tagelöhner und Fuhrleute, heute stellen die Bewohner Tische und Gartenbänke nach draußen, Rosen und Kletterranken wachsen die alten Mauern hoch. Fast alle Gänge und Höfe sind öffentlich. Einen der schönsten Gangkomplexe betritt man durch das niedrige Portal an der Seite eines barocken Kleinbürgerhauses: den Dunkel- und Hellgrünen Gang. Seinen Namen verdankt der dunklere Gang den Gärten und ehemaligen Wiesenflächen, die im Süden gelegenen helleren Gangteile sind lichter bebaut.

■ Dunkelgrüner Gang: Zutritt zwischen Engelswisch 20 und 28, Hellgrüner Gang zwischen Untertrave 19 und 26 oder von der Alsheide her kommend

ADAC Wussten Sie schon?

Lübeck darf sich als Heimat von gleich drei Nobelpreisträgern rühmen: **Thomas Mann** (siehe S. 21), **Willy Brandt** und **Günter Grass**. Thomas Mann verlebte Kindheit und Jugend in Lübeck, Willy Brandt wuchs hier auf und begann seine politische Karriere in der Hansestadt, während Günter Grass sie erst im Alter zur Wahlheimat erkor und dort sein Sekretariat hatte. Die Häuser der Nobelpreisträger liegen – zufällig – nicht weit voneinander entfernt. *www.grass-haus.de, www.willy-brandt.de/haus-luebeck, www.buddenbrookhaus.de*

P Parken

Parkhaus Falkenstraße Preiswert und zentrumsnah. In der Nähe liegen die Hüxstraße und Fleischhauerstraße mit individuellen Boutiquen und Restaurants. ■ Falkenstr. 27, Mo–Fr 7–22, Sa nur bis 21 Uhr, So geschl.; je angefangene 60 Min. 1 €, Tagesticket 5 €, Plan S. 21 östl. c3

An der Moltkestraße östlich der Lübecker Altstadt kann man in beiden Fahrtrichtungen umsonst parken. Und von hier aus erreicht man dann den Marktplatz in ungefähr 15 Min. zu Fuß. ■ Plan S. 21 östl. c3

Restaurants

€ | **Suppentopf** Für einen guten Snack, ob vegan, vegetarisch oder mit Fleisch, ist man hier genau richtig. Manchmal reicht die Schlange bis auf die Straße, daher empfiehlt sich ein Besuch nach der Stoßzeit am Mittag ab ca. 14 Uhr.
■ Fleischhauerstraße 36, Tel. 0451/40081 36, Di–Fr 11.30–16 Uhr, Plan S. 21 b3

€€ | **Schiffergesellschaft** Zum ehemaligen Hauptquartier der Lübecker Kapitäne past das rustikale Interieur mit von der Decke hängenden Schiffsmodellen. Wer noch nie Labskaus probiert hat, sollte das genau hier tun: Die berühmte Spezialität des Nordens aus Fleisch, Fisch, Spiegelei und Roter Bete schmeckt hier ganz besonders lecker. ■ Breite Straße 2, Tel. 0451/76776, www.schiffergesellschaft.de, tgl. 10–24 (Küche 11.30–22) Uhr, Plan S. 21 b2

Cafés

3 **Café Niederegger** Das Traditionscafé direkt am Rathaus bietet süßen Schmaus mit Nostalgie-Flair. Bereits im Jahr 1806 gegründet, ist es bis heute ein Muss bei jedem Lübeck-

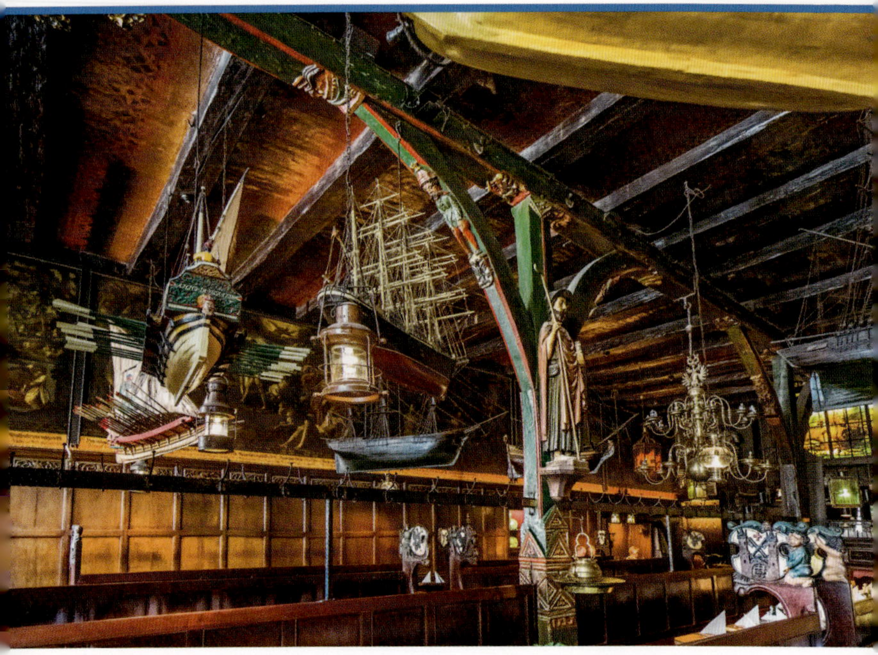

Rustikales Interieur (nicht nur) für Kapitäne: im Restaurant Schiffergesellschaft

Besuch wegen der üppigen Kuchen- und Tortenauswahl: Mehr als 35 sind es insgesamt (die beliebte Mohrenkopftorte wurde übrigens nach über 50 Jahren in Othellotorte umbenannt). Mutige probieren den passenden Rotwein zum Marzipan, für Gourmets eine unschlagbare kulinarische Kombination. Im Erdgeschoss kann man köstliche Mitbringsel erstehen. ■ Breite Str. 89, Tel. 04 51/530 11 27, www.niederegger.de, Mo–Fr 9–19, Sa 9–18, So u. Fei 10–18 Uhr, Plan S. 21 b3

Cole Street Der wohl beste Latte Macchiato der Stadt in entspannter Lounge-Atmosphäre. Ein beliebter Treff von Künstlern, Kreativen und Tagträumern. ■ Beckergrube 18, Tel. 04 51/389 12 31, Di–So 11–3 Uhr, Plan S. 21 b2

Café Affenbrot Unkompliziert, einfach und sehr lecker. Dieses Veggie-Café-Restaurant bietet Frühstück, Kuchen und Bistrogerichte in Bioqualität. Zudem hat der schöne Außenbereich beinahe schon Biergarten-Flair. ■ Kanalstraße 70, Tel. 04 51/721 93, www.cafeaffenbrot.de, Mo–Sa 9–23, So 9–22, Mittagstisch Mo–Fr ab 12 Uhr, Plan S. 21 c2

Kneipen, Bars und Clubs

Tonfink Sympathisch lässige Kulturbar und Kneipe im Herzen Lübecks, wo man nachmittags Kaffee und abends nordisches Bier trinken kann. Herzlicher Service, kleine Snacks. ■ Große Burgstr. 46, Tel. 04 51/54 69 00 36, www.tonfink.de, Mo– Do 16–24, Fr u. Sa ab 14–open end, So bei Veranstaltungen ab 18 Uhr, Plan S. 21 a1

Sternschnuppe In dieser gemütlichen Bar mitten in der Altstadt erwartet einen ein beleuchteter Sternenhimmel und eine besondere Atmosphäre, gute

Musik (Indie/Alternative) sowie ein Kickertisch im mit Omatapete und bequemen Plüschsofas ausgestatteten Hinterzimmer. ■ Fleischhauerstraße 78, Tel. 0451/75960, www.sternschnuppe-luebeck.de, tgl. ab 19 Uhr–open end, Plan S. 21 c3

Tikiki Bar Kleine, trendige Cocktailbar mit warmer Atmosphäre, freundlichem Service, sehr leckeren Longdrinks und Cocktails. ■ Wahmstraße 34, www.tikikibar.de, Do–Sa ab 19 Uhr, Plan S. 21 b3

Einkaufen

Panzerknacker Die Breite Straße ist die größte Einkaufsmeile der Stadt mit den gängigen Kaufhäusern- und Ketten. Wer kleiner und feiner bummeln möchte: In der Fleischhauerstraße und der Hüx, wie sie liebevoll von den Einheimischen genannt wird, findet man individuelle Boutiquen wie die Schmuck- Galerie »Panzerknacker« mit handgemachten, glitzernden Unikaten. ■ Hüxstraße 81, Tel. 0451/8835095, www.panzerknacker-luebeck.de, Di–Fr 10–18.30, Sa 10–16 Uhr, Plan S. 21 b3

Von Melle Weinhaus Ein Bordeaux aus Lübeck? Na klar. Der Lübecker Rotsporn soll schon auf Napoleon und seine Soldaten einen nachhaltigen Eindruck gemacht haben. Das Geheimnis: Seit dem 16. Jh. lässt man in der Hansestadt Rotwein aus Frankreich in hanseatischen Fässern nachreifen – und dieses Geschmackserlebnis lohnt sich. ■ Beckergrube 86, Tel. 0451/71050, Mo–Fr 9.30–19 Uhr, Sa 9.30–18 Uhr, www.von-melle.de, Plan S. 21 a2

Daphne & Josephine Sympathischer Shop mit Mode- und Lifestyle-Artikeln der 1920er- bis 1950er-Jahre, von schrägen Originalteilen über Neuware und Second Hand im Retrolook bis zu Repro-

Im Blickpunkt

Marzipan – zwischen Wahrheit und Legende

Bei diesem »Haremskonfekt« sei wohl »der Orient im Spiel«, vermutete Thomas Mann. Recht hatte er: Die duftende Mandelmasse stammt wohl ursprünglich aus Persien und wurde von Arabern nach Europa gebracht. Zwar behaupten die Lübecker gern, das süße Brot sei 1407 hier erfunden worden, als bei einer Hungersnot nur noch die Mandel- und Zuckervorräte der Bäcker übrig gewesen seien. Aber in Wahrheit waren die Zutaten noch lange so rar, dass nur Apotheker Marzipan herstellten, etwa als Mittel gegen Verdauungsbeschwerden oder als Aphrodisiakum. Erst im 19. Jh. wurde dank der Rübenzucker-Industrie Marzipan zum bürgerlichen Genussmittel – besonders in Hafenstädten wie Lübeck und Königsberg, wo der Nachschub an Mandeln gesichert war.

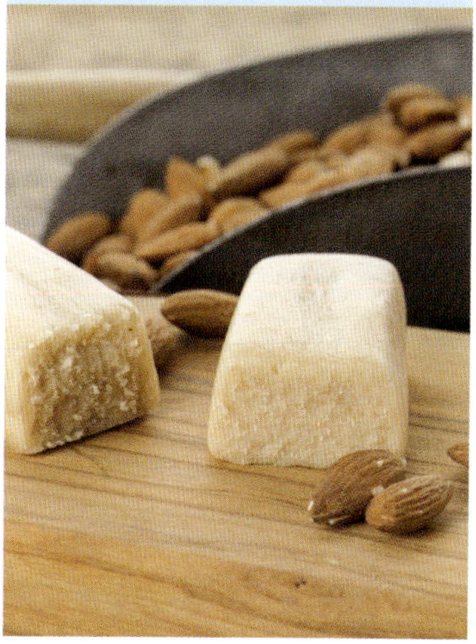

duktionen. ■ Hüxstraße 124, Tel. 04 51/79 07 12 12, www.vintage-luebeck.de, Do u. Fr 14–18, Sa 11–16 Uhr, Plan S. 21 b3

Events

Nordische Filmtage Ein Schaufenster der skandinavischen Filmkunst, schon seit rund 50 Jahren. Gezeigt werden in der Regel etwa 190 Filme, darunter Spielfilme, Dokumentationen, Kinder- und Kurzfilme. Gleichzeitig treffen sich auf diesem Festival auch die wichtigsten Vertreter der nordischen Filmszene, Nachwuchsregisseure stellen sich vor, und die Zuschauer erhalten spannende Eindrücke, was die Nachbarn in Nordeuropa bewegt. Außerdem finden ergänzend Konzerte, Ausstellungen und Vorträge statt. Immer Ende Oktober/Anfang November. ■ Schildstr. 12, Tel. 04 51/122 14 55, www.filmtage.luebeck.de, Plan S. 21 südl. b3

Erlebnisse

Kulinarisches Lübeck Ein Spaziergang mit lokalen und internationalen Leckerbissen in malerischen Gängen und historischen Kaufmannshäusern, um sich der Kunst und Kultur der Stadt geschmackvoll anzunähern. ■ k3 Stadtführungen, Alsenstraße 19, Tel. 04 51/30 50 05 60, www.stadtfuehrungen-in-luebeck.de, Plan S. 21 westl. a1

Einmal auf dem **Amazonas des Nordens** fahren? Die Wakenitz trägt diesen Beinamen völlig zu Recht, denn sie fließt entlang dichter Laubwälder, urwaldartiger Erlenbrüche, sumpfiger Wiesen und verschwiegener Moore. Und im Stadtgebiet öffnen sich ganz neue Ausblicke auf Lübeck. ■ Bootsvermietung Hübner, Augustenstr. 30 z, An der Moltkebrücke (Wakenitz), Tel. 01 60/55 17 4 36, www.bootsvermietung-luebeck.de, Ende April–Mitte Sept. Mo–Fr 13–20, Sa u. So sowie Ferien 10–20 Uhr, ab 6 €/Std., Plan S. 21 südöstl. c3

2 Travemünde

Lübecks schönste Tochter: urbanes Seebad zwischen Tradition und Zukunft

Information

■ Tourist-Information Travemünde, Strandbahnhof/Bertlingstraße 21, 23570 Travemünde, Tel. 04 51/889 97 00, www.travemuende-tourismus.de

Direkt an der Mündung der Trave in die Lübecker Bucht als Teil der Ostsee liegt Travemünde – heute ein Stadtteil (Lü-

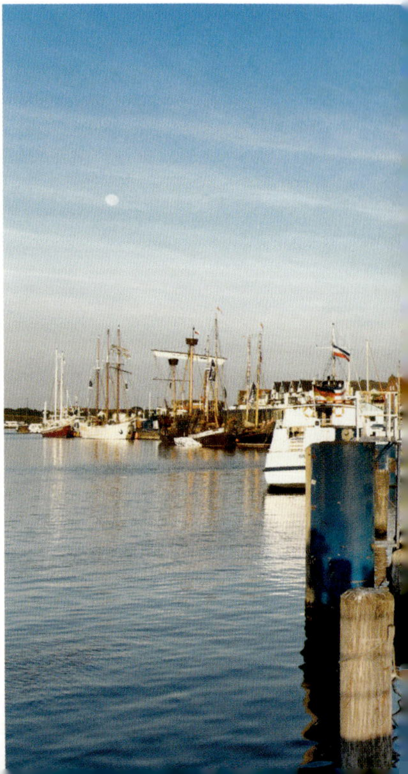

beck-Travemünde) der knapp 20 km südwestlich gelegenen Hansestadt, die ihren Aufstieg auch dem freien Zugang zum Meer verdankt. Gegründet wurde der Ort im Jahr 1187 von Graf Adolf III. von Holstein, der hier eine Burg errichten ließ. Im Jahr 1329 kauften dann die Lübecker Ratsherren das in der Zwischenzeit entstandene Fischerdorf mit etwa 20 Häusern und ca. 250 Einwohnern – im Wissen um die exzellente strategische Lage des Ortes. Von hier aus stachen die Hansischen Koggen in See, um Monate später mit wertvollen Handelsgütern schwer beladen in den Heimathafen zurückzukehren.

Ab dem 19. Jh. setzte die zweite Karriere von Travemünde ein: die ersten zarten Anfänge einer Badekultur. Dem Bad im Meer wurde eine heilende Wirkung zugesprochen, allerdings in Kleidung, die den ganzen Körper bedeckte. Dazu schoben Diener hölzerne Badekarren bis ins Meer – der Badetourismus begann und mit ihm der Aufstieg Tra-

ADAC Wussten Sie schon?

Travemünde wurde von Thomas Mann (in seinem Essay »Lübeck als geistige Lebensform«) als Ferienparadies geadelt, auch in seinem Erfolgsroman »Buddenbrooks« spielt der Ort eine Rolle. So verordnet der Konsul Johann Buddenbrook seiner Tochter Antonie einen Erholungsaufenthalt in Travemünde inklusive Ausflug zum **Brodtener Steilufer** (s. S. 33).

Morgenstimmung im Hafen von Travemünde

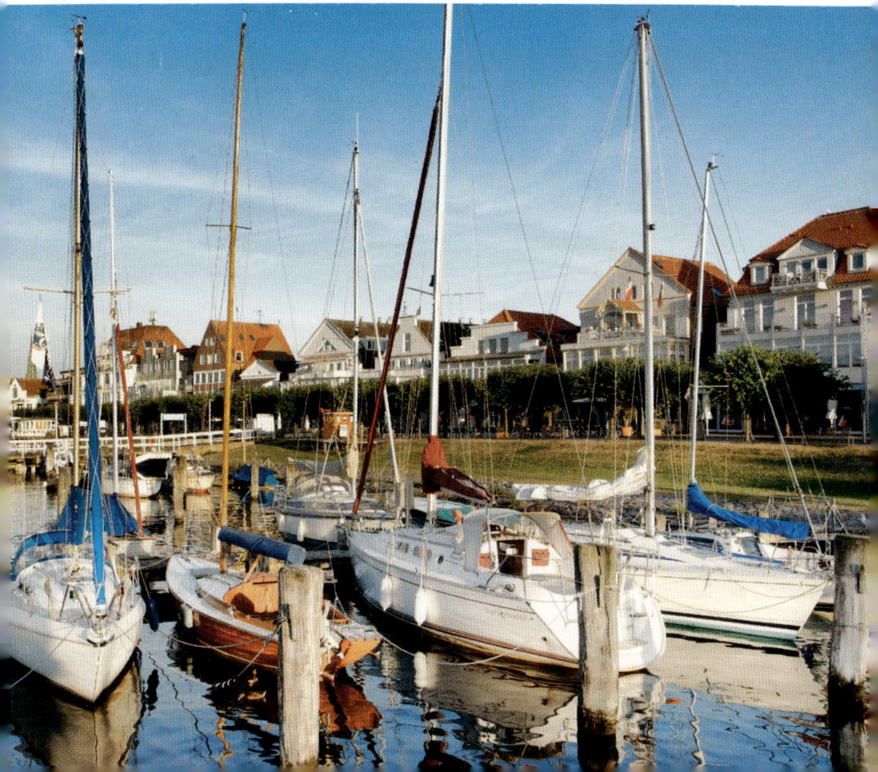

vemündes als Kurort und Seebad. Im Jahr 1879 wurde die Seebadeanstalt gebaut, 1904 die Strandpromenade angelegt; der prachtvolle Bau des späteren Casinos folgte 1914 – heute ist dort das Grand Hotel Atlantic untergebracht.
Derzeit erfindet sich Lübecks schönste Tochter wieder einmal neu. Die Travepromenade wird gerade runderneuert. Mit dem neuen »a-ja Travemünde« und dem »High End« entstanden gleich zwei neue Bettenburgen mit Hotelzimmern bzw. Ferien-Apartments – allesamt in Bestlage, versteht sich.

Sehenswert

Viermastbark Passat

| Museumsschiff |

2 *Ein legendärer Weltumsegler als Wahrzeichen von Travemünde*

Vier Masten für ein Halleluja: 39-mal umsegelte sie Kap Hoorn, zweimal umrundete sie die Welt. Die stolze Viermastbark Passat gehörte zu den legendären »Flying P-Linern« der Hamburger Reederei Ferdinand Laeisz und wurde 1911 bei Blohm & Voss in Hamburg erbaut. In Travemünde fand sie ihren Heimathafen und wurde zum Wahrzeichen des Ostseebades. Sie hatte Salpeter, Weizen oder Guano geladen, Stürmen getrotzt und bis 1957 unter Segeln die Welt gesehen.
Das Museum an Bord erzählt auf sehr persönliche Weise vom Leben und Arbeiten auf der Passat: Als roter Faden dienen die Tagebucheinträge von Herbert Scheuffler, der 1932 im Alter von 15 Jahren angemustert wurde. Spannend für Kinder und Jugendliche: die Mitmachstationen, die auch ein Mit-Erleben möglich machen. Fast wie ein echter Abenteuer-Törn. Wer mag, kann auch in einer Kajüte auf dem Schiff übernachten, Veranstaltungsräume mieten oder sich hier sogar standesamtlich trauen lassen ...

■ Priwallpromenade 3 a, Travemünde, Tel. 04 51/122 52 02, www.passat.luebeck.de, Mitte April–Mitte Sept. 10–17, Nebensaison 11–16.30 Uhr

Leuchtturm Travemünde

| Landmarke |

4 *Das erste Zeugnis eines Leuchtfeuers an der deutschen Küste*

Licht vergangener Zeiten: Eine Kämmereirechnung von 1316, die in Travemünde einen Leuchtfeuerwärter erwähnt, ist das erste Zeugnis eines Leuchtfeuers an der deutschen Ostseeküste. Der rote Backsteinturm am Leuchtenfeld stammt aus dem Jahr 1539, wurde 1827 im klassizistischen Stil überformt und fand über Thomas Manns »Buddenbrooks« Eingang in die Weltliteratur. 1972 stellte Deutschlands dienstältester Leuchtturm den Betrieb ein. Zwei Jahre später wurde das Leuchtfeuer auf dem »Hotel Maritim« neu entfacht und ist dort in rund 114 m Höhe das höchste in Europa. Im alten Turm selbst wurde ein Museum untergebracht, dessen Besuch sich schon wegen der herrlichen Aussicht auf Stadt und Bucht lohnt.

■ Am Leuchtenfeld 1, Tel. 45 02/88 91 80, www.leuchtturm-travemuende.de, April–31. Okt. Di–So 13–16, Juli u. Aug. tgl. 11–16 Uhr, 2 €

Verkehrsmittel

Ob zu Fuß, mit dem Rad oder mit dem Auto: Mit den von der Stadtverkehr Lübeck GmbH betriebenen Priwallfähren setzt man in wenigen Minuten von Travemünde über die rund 240 m breite Trave zur Halbinsel Priwall über – zugleich die schnellste und kürzeste Verbindung nach Mecklenburg-Vorpommern. ■ Fahrplanauskunft und Preise: www.sv-luebeck.de

Restaurants

€ | Fischtempel Scholle direkt vom Kutter. Ohne Schnickschnack. Einfaches und ehrliches Essen direkt im Fischereihafen mit Blick auf den Skandinavienkai. ■ Auf dem Baggersand 7, Tel. 045 02/708 98 31, www.fischtempel.de, tgl. ab 11 Uhr

€€€ | Buddenbrooks Das sternegekrönte Gourmet-Restaurant in Travemünde residiert im luxuriösen A-ROSA-Resort. Aus regionalen und saisonalen Zutaten entstehen hier von der französischen Hochküche inspirierte, mit asiatisch-orientalischen Akzenten variierte Gerichte. Schönes Jugendstil-Ambiente im historischen Kurhaus. ■ Außenallee 10, Tel. 045 02/307 08 35, www.buddenbrooks-travemuende.de, Di–Sa ab 18.30 Uhr

Cafés

5 **Pegelhäuschen Travemünde** Ein netter Fisch-Imbiss direkt an der Trave-Mündung – toller Blick auf die Viermastbark Passat, die Kreuzfahrtschiffe und Fähren. Krabbenbrötchen oder doch lieber Thunfischsalat? Auch die fairen Preise laden zum Probieren ein. ■ Vorderreihe 53, Tel. 0179/532 36 53, www.facebook.com/pegelhaeuschen-travemuende, tgl. 10–20 Uhr

Kneipen, Bars und Clubs

Night Sailer Bar Sobald die Sonne verschwindet, kann es in Travemünde recht leise werden. Nicht so in der Night-Sailer-Bar des Maritim-Strandhotels, die

Nomen est omen: die Viermastbark Passat in ihrem Heimathafen Travemünde

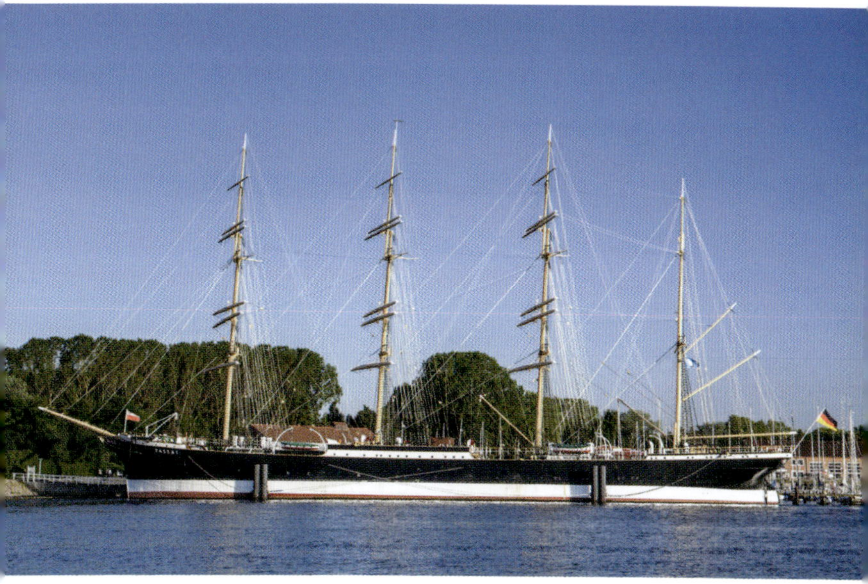

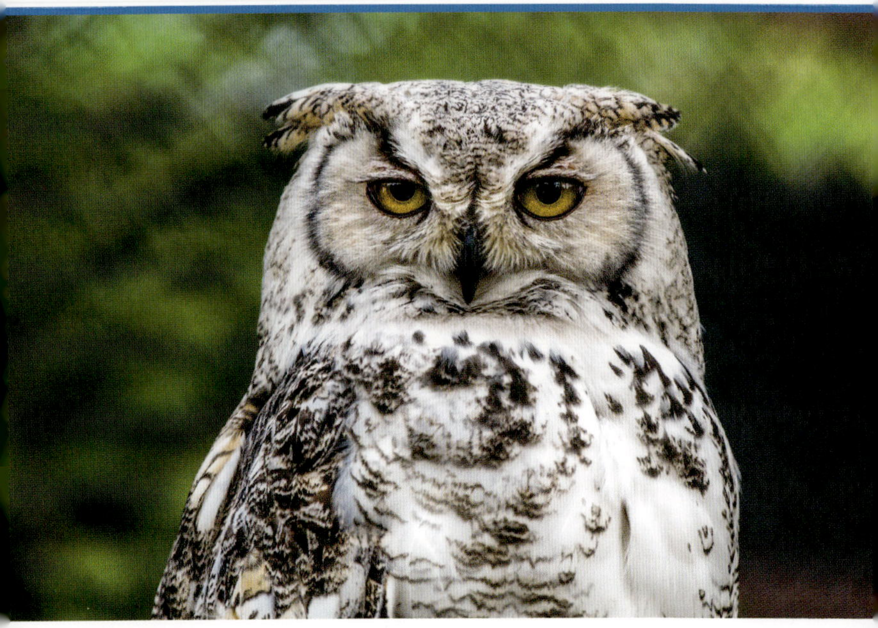

Im Vogelpark Niendorf leben 38 verschiedene Eulenarten

eine Theke mit Meerblick und Gin-Sorten aus aller Welt bietet. ■ Trelleborgallee 2, Tel. 045 02/89 20 34, www.maritim.de, Di–Fr 18.15–1, Sa 18.15–2, Mi–Sa Livemusik ab 21 Uhr

Lighthouse Lounge Gepflegt abhängen – das klappt in den Sommermonaten am besten in dieser chilligen Beachbar. ■ Strandpromenade 4, Travemünde, Tel. 04 51/28 03 29 40, April–Sept. 11–1 Uhr

3 Niendorf

Ehemals charmant-verschlafenes Fischerdorf – nun gründlich modernisiert

i Information

■ Timmendorfer Strand Niendorf Tourismus GmbH, Strandstraße 121a, 23669 Niendorf, Tel. 045 03/35 77 60, www.timmendorfer-strand.de

Bis vor Kurzem galt Niendorf noch als die authentische kleine Schwester des mondänen Seebades Timmendorfer Strand. Doch inzwischen wurde das vorher charmant-verschlafene Fischerdorf gründlich modernisiert. Promenade, Verweilplatz, Hafeninfo, Hotel, Fischereihof: alles neu. Glanzstück ist die 185 m lange Seebrücke im Hafen. Entlang der Promenade, die einen schönen Weg am Wasser für Radler und Spaziergänger bildet, bezogen Cafés und Restaurants Quartier, die mit Außenplätzen und Strandkörben um den besten Blick auf das Wasser wetteifern. Verschlafen? Das war einmal.

Restaurants

€ | Bude 8 Wenn es einfach und überraschend lecker sein darf: Die Bude 8 gibt sich als »Strandbistro« aus, doch die Fischsuppe schmeckt zum Niederknien. Moderate Preise, auch zum Abendessen geeignet. ■ An der Acht, www.bude8.de, Mai–Sept. tgl. 11.30–20, Okt.–April Fr–So 11.30–20 Uhr

Cafés

Strandvilla am Hafen Charmantes Café in Gründerzeit-Villa, in direkter Nachbarschaft zum Hafen und zur Niendorfer Promenade. Reiche Auswahl selbstgebackener Kuchen. Wer es herzhaft mag, probiert die Flammkuchen-Variationen. ■ Grüner Weg 5, Tel. 04503/314 04, www.sonne-cie.de tgl. 12–18 Uhr

Café Soul Beach Die Burger- und Tapas-Bar bietet Meerblick inklusive Brandung. Unbedingt probieren sollte man das lokale »Sudden Death Brewing« Craft Beer. ■ Strandstr. 121a, Tel. 0176/62364740, www.cafe-soul-beach.de, April–Sept. tgl. 12–22 Uhr

Kinder

Vogelpark Niendorf Rund 1000 Vögel wohnen auf 70000 m² in der Aalbek-Niederung in Gehegen und hübschen Tierhäusern mit Reetdächern. Kraniche und Pelikane können in diesem naturbelassenen Park ebenso beobachtet werden wie Papageien, Geier, Andenkondore. Besonderheit: 38 verschiedene Eulenarten. Mit Spielplatz, Shop und Café. ■ An der Aalbek, Tel. 04503/4740 www.vogelpark-niendorf.de, tgl. 9–19.30, in der Nebensaison 10 Uhr–Sonnenuntergang, 9,50 €, Kinder (3–15 J.) 5 €

Karls Erlebnisdorf Warnsdorf Holzofenbrot backen, Bonbons herstellen oder Marmelade kochen: Der schöne Erlebnispark auf einem Erdbeerhof hält viele Mitmachangebote für Kleine und Große bereit, nicht nur in den Manufakturen. Es kann im Outdoor-Bereich getobt werden: beim Traktorfahren, im Maislabyrinth, auf dem Spielplatz, auf der Hüpfburg oder bei einer gemächlichen Runde auf einem Pony. ■ 3 km südöstl. von Niendorf, Fuchsbergstraße 4, 23626 Warnsdorf, Tel. 038202/4050, www.karls.de, tgl. 8–19 Uhr, einige Attraktionen kosten 1–2 €, der Rest ist frei

Wandern

Was schon Thomas Mann, literarisch, als lohnenswertes Ausflugsziel empfahl, ist bis heute einen reizvollen Abstecher wert: Oberhalb des Naturstrands am idyllischen **Brodtener Steilufer** – ein etwa 4 km langer Küstenstreifen zwischen Niendorf und Travemünde – bietet ein zu Fuß wie mit dem Rad bequem zu bewältigender Wanderweg entlang der Lübecker Bucht Erholung pur inmitten seltener Pflanzen- und Tierarten. ■ www.brodtener-ufer.de

ADAC Mittendrin

In Niendorf kann man noch ganz traditionell den **Fischern bei ihrer Arbeit zuschauen**, fangfrischen Fisch an den hübschen Verkaufshütten der Fischerfrauen begutachten und sich vielleicht auch einmal im plattdütschen Schnack versuchen. Denn trotz aller Neuerungen rund um den Hafen existiert hier noch immer eine Fischfangflotte. Rund 20 Kutter fahren täglich hinaus, um Dorsch, Butt, Scholle, Aal, Lachs oder Hering aus der Ostsee zu ziehen.

€ | In der Fischbude Nr. 11 von Peter Dietze (letzte Bude ganz rechts, www.schuppdenfisch.de) gibt es die Spezialitäten zu probieren.

4 Timmendorfer Strand

Jubel, Trubel, Strandvergnügen – in der Badewanne der Hamburger

i Information

■ Timmendorfer Strand Niendorf Tourismus GmbH, Timmendorfer Platz 10, 23669 Timmendorfer Strand, Tel. 045 03/ 357 70, www.timmendorfer-strand.de

In den Sommermonaten wird es hier ganz schön voll: Dann liegt man manchmal Handtuch an Handtuch am herrlichen weißen Sandstrand, während Motorboote und Wasserski über die Wellen donnern. Junge Hamburgerinnen und Hamburger sind hier auffallend stark vertreten – in friedlicher Koexistenz mit vornehmen älteren Damen, trubeligen Großfamilien und verliebt turtelnden Pärchen. Timmendorfer Strand gefällt allen, die sich gern im Zentrum des Geschehens bewegen. Davon abgesehen bietet der Strand feinsten, hellen Sand und eine friedliche, gleichmäßige Brandung. Die Ostseewellen reichen – in Form des fantasievoll verlegten Pflasters – sogar bis zu den edlen Shops im Ortskern, der mit den feinen Restaurants, Bars und Bistros eine mondäne Aura pflegt. Rund um den Timmendorfer Platz ist der beste Ort, um mit dem neuen Cabrio im Schritttempo zu cruisen oder die gerade erst neu erstandene Gold-Armbanduhr spazieren zu tragen. Das Zentrum ist ein kleines Shoppingparadies. Entlang der Wohldstraße im Norden über die Strandallee und die Kurpromenade bis hin zur Post- und zur Andresenstraße wechseln sich die ver-

Eine der schönsten Adressen an der Ostsee: das Wolkenlos in Timmendorfer Strand

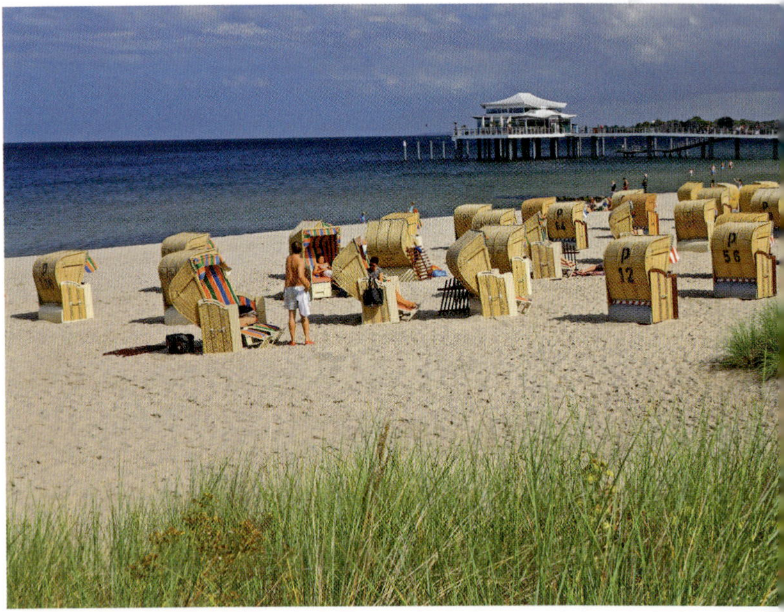

schiedensten Modeboutiquen, Juweliere, Antiquitätenhandlungen, Interieur-Stores und Kunstgalerien ab.

Sehenswert

Sealife Timmendorf
| Aquarium |
Nicht nur für Regentage empfiehlt sich ein ausführlicher Besuch im Timmendorfer Sealife: In mehr als 38 Becken sowie Süß- und Salzwasseraquarien tummeln sich hier rund 2500 Tiere. Ganz neu ist das »Reich der Krebse«, in dem es auch die als als Seespinne bekannte Japanische Riesenkrabbe zu bewundern gilt – das ist die größte lebende Krebsart der Welt.
■ Kurpromenade 5, Timmendorfer Strand, Tel. 045 03/358 80, www.visitsealife.com, Kernöffnungszeit tgl. 10–17 Uhr, 16,95 €, Kinder 12,95 €, online Ermäßigungen

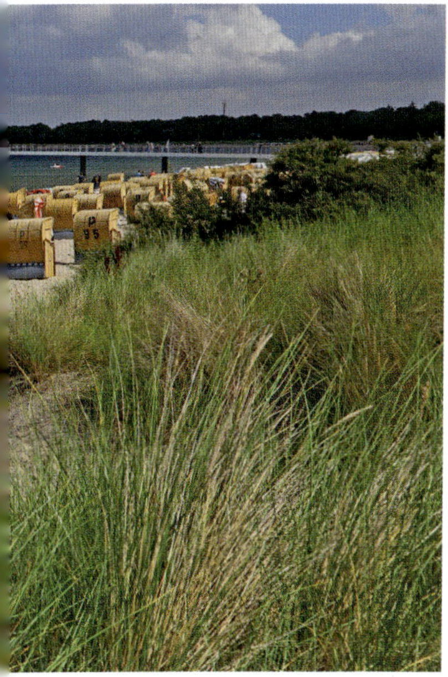

ADAC Wussten Sie schon?

Das Maritim Hotel Timmendorfer Strand hat einen prominenten Stammgast: **Udo Lindenberg** erholt sich hier seit mehr als 45 Jahren, komponiert, bereitet sich auf seine aktuellen Shows vor und präsentiert neue Songs bei einer öffentlichen Generalprobe. Auch einer seiner größten Hits, »Horizont«, entstand in der Penthouse-Etage des Hotels.

Restaurants

€€ | **Holsteiner Hof** Schon die Vorspeisen – Jakobsmuscheln auf Trüffelkartoffelpüree etwa – lohnen den Besuch. Gemütliches Ambiente, Strand vor der Tür. ■ Strandallee 92, Tel. 045 03/503 35 74 15, www.holsteiner-hof.de, 11.30–22 Uhr

€€ | **Portobello** Fischrestaurants gibt es in Timmendorfer Strand zur Genüge. Wer lieber mal wieder Pasta & Co. mag, ist im zentral gelegenen Portobello genau richtig. Es gibt auch vegetarische Gerichte. ■ Timmendorfer Platz 4–5, Tel. 045 02/12 21, www.portobello.de, tgl. 11.30–14 sowie ab 17.30, an den Wochenenden durchgehend Küche ab 11.30 Uhr

6 €–€€€ | **Wolkenlos** Ein besserer Logenplatz ist kaum vorstellbar: Man speist auf dem Wasser – direkt am Ende der Seeschlößchenseebrücke, umgeben vom Ostseeblau. Ob zum Frühstücksbuffet, für einen Latte Macchiato während des Strandspaziergangs am Nachmittag oder den Sundowner am Abend, man möchte diesen Blick gern für immer in Erinnerung behalten. ■ Seepromenade 141a/ Auf der Seeschlösschenseebrücke, Tel. 045 03/77 95 70, www.wolkenlos-timmendorf.de, Mo–Fr ab 11, Sa u. So ab 9 Uhr

5 Scharbeutz

Strandglück für Familien in ruhiger, charmanter Umgebung

Information

■ Tourismus Agentur Lübecker Bucht, Strandallee 134, 23683 Scharbeutz, Tel. 045 03/779 41 60, www.luebecker-bucht-ostsee.de

Über 6,5 km breitet sich die feinsandige Strandmeile zwischen den Ortsteilen Haffkrug und Scharbeutz aus. Der eher ruhige Charme gefällt vor allem Familien mit Kindern, die auch die Infrastruktur zu schätzen wissen. So kann man etwa im Sommer in der Beachlounge Scharbeutz auf drei Ebenen mit einem leckeren Getränk das Ostseepanorama genießen. In den kalten Monaten wird ewas geboten. Dann entsteht direkt auf dem Seebrückenvorplatz eine große Eisfläche: Die »Dünenmeile on ice« öffnet am 1. Dezember und lockt dann noch bis etwa Mitte Februar mit Budenzauber, Glühwein, Tee, Kakao ...

Im Blickpunkt

Sag's auf Platt!

Norddeutsches Platt, auch Niederdeutsch genannt, hat viele unterschiedliche Dialektformen. Es entwickelte sich aus dem Altsächsischen und hat Ähnlichkeiten mit dem Englischen und Friesischen, was auf den gemeinsamen Ursprung hinweist. Plattdeutsch soll übrigens nicht nur auf das platte Land hindeuten, sondern auch auf die platte Sprache, in der frei heraus gesprochen wird, ohne Umschweife und Ausschmückungen. So ist eine Bangbüx ein Angsthase, Spökenkram sind Gespenster und der Dröömbüdel ist ein Tagträumer.

Cafés

Strand Crêperie Scharbeutz Weich und duftend locken die etwa 50 Crêpe-Variationen von süß bis pikant. ■ Strandallee 136, Tel. 045 03/898 20 47, www.strandcreperie-scharbeutz.de, tgl. 11–19 Uhr

Kneipen, Bars und Clubs

7 **Bayside** Cocktaillaune auf der Dachterrasse: So etwas wie das Bayside gab es bisher hier noch nicht. Ein Klotz von außen, aber innen elegant. Top-Lage am Wasser und eigener Strandzugang, geräumige Zimmer mit Meeresrauschen. Doch das Beste – weil auch Nicht-Hotelgästen offenstehend – kommt ganz oben: die Roof Bar auf der Dachterrasse. Schon die Fahrt hinauf mit dem gläsernen Außenfahrstuhl macht richtig gute Laune. ■ Strandallee 130a, Tel. 045 03/609 60, www.bayside-hotel.de

Kinder

Waldhochseilgarten Scharbeutz Auf drei unterschiedlichen Parcours geht es bis zu 15 m hoch in die Bäume des Kammerwalds mit unterschiedlichen Herausforderungen. Geeignet für Kinder ab ca. 8 Jahren. ■ Kammerwald, Tel. 045 03/898 10 80, www.waldhochseilgarten-scharbeutz.de, 1. März–23. Juni u. 10. Sept.–4. Nov. Do u. Fr 13–18, Sa u. So 12–18, 25. Juni–9. Sept. tgl. 12–18, letzter Einstieg

16 Uhr, bis 13 J. 16 €, 14 –16 J. 18 €, ab 17 J. 21 € (jeweils für 3 Std.)

Erlebnisse

Hansa Park Rund 4 km weiter nordöstl. lockt in Sierksdorf der Hansa Park mit 125 Attraktionen. ■ Am Fahrenkrog 1, Tel. 04563/4740, 23730 Sierksdorf, www.hansapark.de, 4. April– 20. Okt. tgl. 9–18 Uhr, 39 €, Kinder (4–14 J.) 29,50 €

Entspannung

Ostsee-Therme Direkt am Ostseeufer liegt in Scharbeutz eine der schönsten Wellnessanlagen Deutschlands – ein Wohlfühlparadies mit beheiztem Außenbecken. ■ Strandallee 143, Tel 04503/352611, www.ostsee-therme.de, Mo–Fr 9–22, Sa u. So 9–23 Uhr, Tageskarte Wasserwelt ohne Sauna 22 €, mit Sauna 23 €

6 Neustadt in Holstein

Gemütliche Hafenstadt mit Flair und einem attraktiven Südstrand

Information

■ Tourismus Agentur Lübecker Bucht, siehe Scharbeutz (linke Seite)

Im Hafen liegen Traditionssegler, am Marktplatz steht eine schmucke alte Backsteinkirche, der Badestrand Pelzerhaken zeigt nach Süden: Das kleine Hafenstädtchen bietet neben dem Strandurlaub auch einen historischen Stadtkern, der zum Bummeln einlädt. Reste der mittelalterlichen Befestigung findet man am Kremper Tor, dessen Unterbau aus dem 13. Jh. stammt. Ebenfalls interessant: die Stadtkirche aus dem 13. Jh. , das Hospital zum Heiligen Geist von 1344, der Pagodenspeicher am Hafen. Tipp für das Stadterlebnis: der Wochenmarkt auf dem Marktplatz. Vom einstigen Vieh- und Krammarkt vor 125 Jahren entwickelte sich das Handelsgeschehen zu einem lebendigen Wochenmarkt für Direkterzeuger und Händler aus Neustadt und Umgebung (Di u. Fr ab 8 Uhr).

ADAC Wussten Sie schon?

Schleswig-Holstein gehört zu den **Top-Urlaubs-Destinationen** in Deutschland. Zuletzt wurden in der Ostseeregion jährlich 13,7 Mio. Übernachtungen in Beherbergungsstätten gezählt (in der Nordseeregion waren es 10,2 Mio). Auch den Trend **nachhaltiger Urlaub** bedient das Land mit vielen attraktiven Angeboten zum Radfahren, Wandern, Baden, Segeln, Surfen, SUP oder Kanu.

Sehenswert

Strand von Pelzerhaken
| Landschaft |

3 *Das Hawaii der Ostsee – ideal für Windsurfer, Kiter & Co.*

Einer der wenigen Südstrände der Ostseeküste in Schleswig-Holstein, geschmückt mit einem Leuchtturm von 1843. Der weiße Traumstrand liegt etwas abseits vom Rummel und ist ein Geheimtipp für Familien und Ruhesucher. Auch Kite- und Windsurfer finden im flachen Wasser mit vorgelagerten Sandbänken ideale Bedingungen. Vor Ort gibt es ein Wassersportzentrum mit Surfschule, Café und Strandsauna.

■ www.luebecker-bucht-ostsee.de/pelzerhaken

Übernachten

Die Lübecker Bucht ist touristisch hervorragend erschlossen, die Auswahl der Unterkünfte riesig und enorm vielseitig: Neben den bekannten Hotelketten können die Reisenden zwischen neuen Designhotels, romantischen Pensionen am Strand oder individuellen Lodges wählen. Frühzeitig buchen lohnt sich, speziell für die Sommerferien, aber auch für die Zeit zwischen Weihnachten und Neujahr.

Lübeck 18

€€ | **Hotel Excellent** Stilvolle Villa mit hellen Zimmern direkt am Mühlenteich, nahe am Lübecker Dom. ■ Mühlenbrücke 7, 23552 Lübeck Tel. 0451/7098830, www.hotel-excellent.de

€€€ | **Hotel Anno 1216** König Carl Gustaf und Königin Silvia von Schweden logierten auch schon hier. Kein Wunder: Die Kombination aus modernem Design mit den historischen Mauern des ältesten weltlichen Backsteinhauses von Lübeck wirkt charmant. ■ Alfstr. 38, 23552 Lübeck, Tel. 0451/4008210, www.hotelanno1216.de

Travemünde 28

€ | **Pension Strandhaus** Eine Jugendstilvilla in Bestlage, nur etwa 50 m vom Strand entfernt. Da die Pension nur 5 Zimmer hat, herrscht hier eine bersonders herzliche, familiäre Atmosphäre. Helle Zimmer in freundlichen Farben. ■ Kaiserallee 33, Tel. 04502/71818, 23570 Travemünde, www.pensionstrandhaus.de

Niendorf 32

€€ | **Seehuus Hotel** Direkt an der Promenade liegt das Lifestyle-Hotel mit 74 Zimmern und Suiten, die lässig-modern und dennoch gemütlich gestaltet sind. Besonders schön: die Außenterrasse zur Meerseite und der Wellness-Bereich mit großem Pool und kleinem Sauna-Bereich. ■ Strandstr. 69, 23669 Niendorf, Tel. 04503/801260, www.seehuus-hotel.de

€€ | **Strandhotel Miramar** Kleines, persönliches Hotel mit 36 Zimmern und Suiten, direkt an der Strandpromenade. ■ Strandstr. 59, 23669 Niendorf, Tel. 04503/801169, www.strandhotel-miramar.de

Timmendorfer Strand 34

€€ | **Hotel Sand** Erleben und Genießen auf angenehm natürliche und höchst komfortable Art: Im Hotel Sand setzt man ganz auf Nachhaltigkeit im Einklang mit der Umgebung. Möbel aus recyceltem Teakholz, Matratzen und Stoffe aus reinen Naturmaterialien, Solarenergie und einheimische Leckereien von regionalen Erzeugern. ■ Strandallee 168, 23669 Timmendorfer Strand, Tel. 04503/8970, www.hotelsand.de

Scharbeutz 36

€€ | **Hotel Bayside** Schöner schlafen in Scharbeutz: Das Design- und Wellnesshotel liegt direkt am Strand. Spa-Bereich mit Ostseeblick, zwei Restaurants, zwei Bars. ■ Strandallee 130a,

23683 Scharbeutz, Tel. 045 03/609 60, www.bayside.de

Neustadt in Holstein 37

€ | Kailua Lodge Der Gedanke an Hawaii ist in diesem ungewöhnlichen Feriendorf durchaus gewollt: Immerhin bietet Pelzerhaken blendend weißen Sandstrand und eine Brandung, die Surfer und Stand-Up Paddler glücklich macht. Die stylischen Ferienwohnungen und -häuser sowie die fünf reetgedeckten Lodges mit Hawaii-Flair eignen sich gut für Familien und Gruppen. ■ Auf der Pelzerwiese 24, 23730 Neustadt, Tel. 045 61/558 82 29, www.kailualodge.de

€€ | Arborea Marina Resort Wasser- und Windsport in der ersten Reihe verspricht das 2018 eröffnete Arborea Marina Resort direkt am Jachthafen. Das Spa bietet u. a. eine Ostsee-Panoramasauna, Hamam und Indoor-Pool. Außerdem gibt es ein großes Angebot an Kursen, vom Surfen über Stand-Up Paddling (SUP) bis Yoga. ■ An der Wiek 7–15, 23730 Neustadt in Holstein, Tel. 045 61/719 90, www.arborea-resorts.com

€€ | Hotel Strandkind In diesem fast ganz aus Holz erbauten Hotel mit leckerer regionaler Küche setzt man auf Nachhaltigkeit und kinderfreundliche Angebote – vom hoteleigenen Hochseilgarten bis zur Strandkind-Akademie (z. B. mit gemeinsamem Floßbau). ■ Pelzerhakener Str. 43, Tel. 045 61/51 33 50, 23730 Neustadt, www.hotel-strandkind.de

€€ | Seehof Sierksdorf Der große Park mit altem Baumbestand reicht bis an die Ostsee: Die zehn Apartments und das Ferienhaus Lütt Hus im lichten Landhausstil glänzen mit dem Flair eines Landsitzes. In den Sommermonaten ist der Strandkorb am Meer inklusive. ■ Gartenweg 30, 23730 Sierksdorf, Tel. 045 63/477 70, www.seehof-sierksdorf.de

ADAC Das besondere Hotel

Glanz und Gloria: Das pompöse **Atlantic Grand Hotel Travemünde** an der Strandpromenade ist ein legendäres Haus voller Geschichte und Geschichten. Promis wie Sophia Loren und Kirk Douglas zockten im Casino oder feierten im legendären Nachtclub »Belle Epoque«, den auch Josephine Baker beehrte. Nicht zu übertreffen ist die Lage direkt an der Ostsee, die Zimmer sind in der Atmosphäre eines klassischen Grandhotels gestaltet. Ein geschmackvoller Wellness-Bereich rundet das Wohlfühlerlebnis ab.
€€€ | Kaiserallee 2, 23570 Lübeck-Travemünde, Tel. 045 02/30 80, www.atlantic-hotels.de

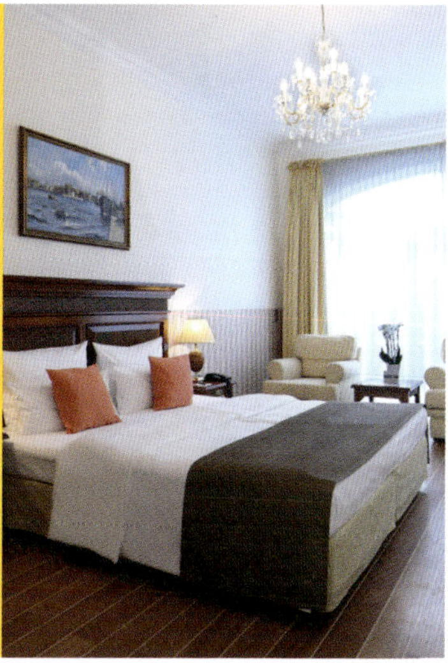

Ostholstein und die Holsteinische Schweiz

Zwischen prächtigen Schlössern, properen Höfen und waldigen Hügeln glitzert garantiert ein See – und zur Ostsee ist es niemals weit

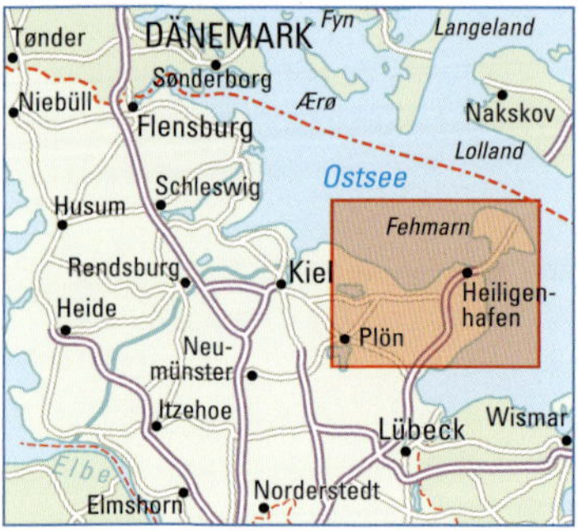

Die Holsteinische Schweiz ist das Land der Seen. Mehr als 200 Gewässer liegen in der Region. Das mit Abstand größte ist der Große Plöner See mit rund 30 km² Wasserfläche. Es folgen Kellersee, Dieksee und Lanker See. Sie laden dazu ein, die Landschaft vom Wasser aus zu erkunden, ob ganz komfortabel auf einem Passagierschiff oder aus eigener Kraft im Kanu oder Kajak. Zwar wirkt der Landstrich zwischen Hohwacht, Lütjenburg und Plön auf den ersten Blick nicht ganz so gebirgig, wie der Name Holsteinische Schweiz vermuten lässt. Aber wer sich genügend Zeit nimmt, kann zwischen den Seen, Wäldern und sanften Hügeln manche überraschende Idylle erleben: Landlust pur. Hübsche Landgasthäuser und Bauernhöfe, umgeben von Weizen- und Rapsfeldern, Knicks und Seen, laden ein zur Landpartie, während der Küstenstreifen zum Sonnenbaden und Relaxen (ver-)lockt.

In diesem Kapitel:

ADAC Top Tipps:

4 **Seebrücke Heiligenhafen**
| Architektur |

Das moderne Wahrzeichen von Heiligenhafen: 435 m lang ragt die Seebrücke ins Meer. Und der Weg wird nicht langweilig, dank Zickzack-Design, Spielplätzen, Sonnendeck und der Meereslounge. 45

5 **Meereszentrum Fehmarn**
| Aquarium |

Das größte tropische Aquarium Deutschlands bewohnen Tausende Meerestiere aus aller Welt. Mit Korallengarten, Rifftunnel und zwölf Arten von Haien – ganz nah! 46

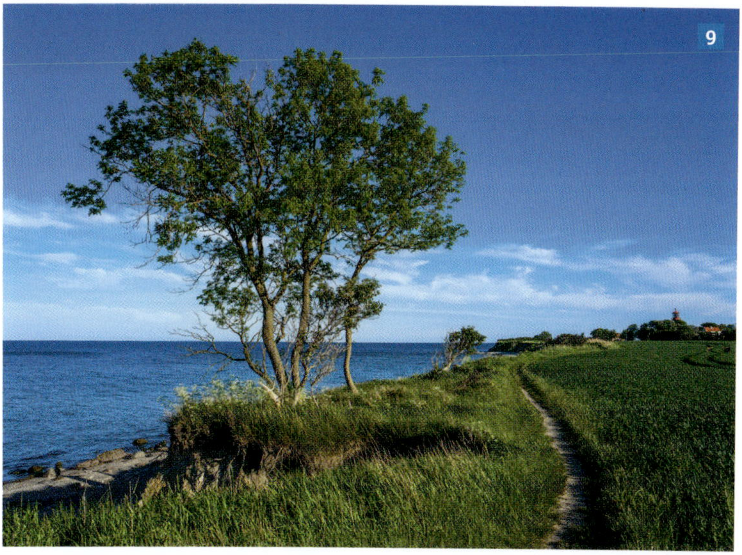

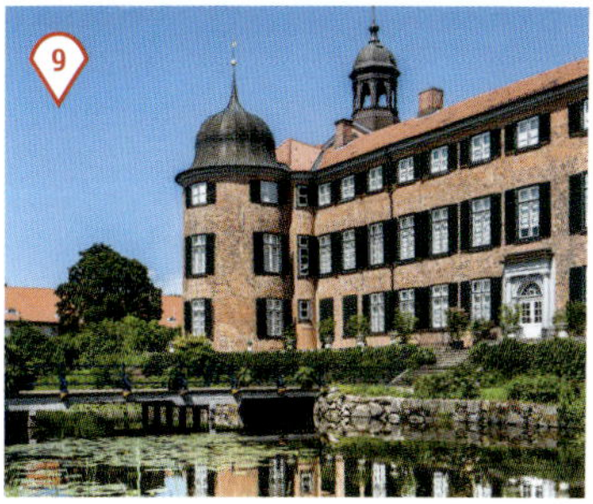

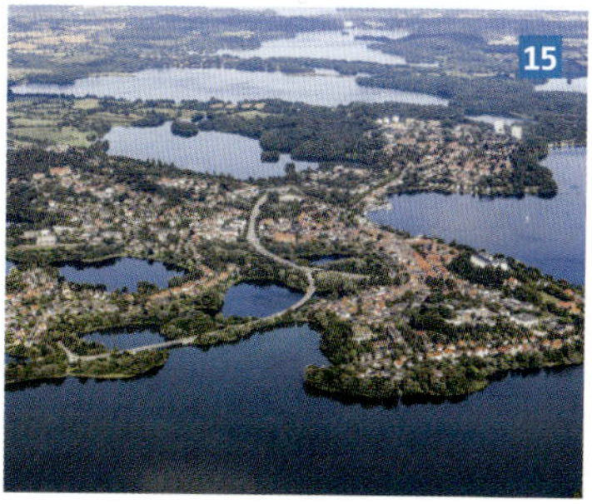

ADAC Empfehlungen:

8 **Flügger Strand, Fehmarn**
| Landschaft |
Der schönste Strand von Fehmarn zum Baden und Relaxen mit dem einzigen Leuchtturm der Insel. 47

9 **Schloss Eutin**
| Schloss |
Wahrzeichen der als Weimar des Nordens gerühmten Residenzstadt. Im Englischen Garten finden im Sommer die Eutiner Festpiele statt. 52

10 **Gut Panker**
| Gutsgemeinschaft |
Eine gelungene Begegnung von Historie und Moderne. Mit Läden, Hotel, Restaurant, Hofkapelle. 58

11 **Genueser Schiff, Hohwacht**
| Hotel |
Ein geschmackvoll gestaltetes Haus mit viel Atmosphäre direkt am Strand. Besonderes Extra: das Langschläferfrühstück bis 12.30 Uhr. 61

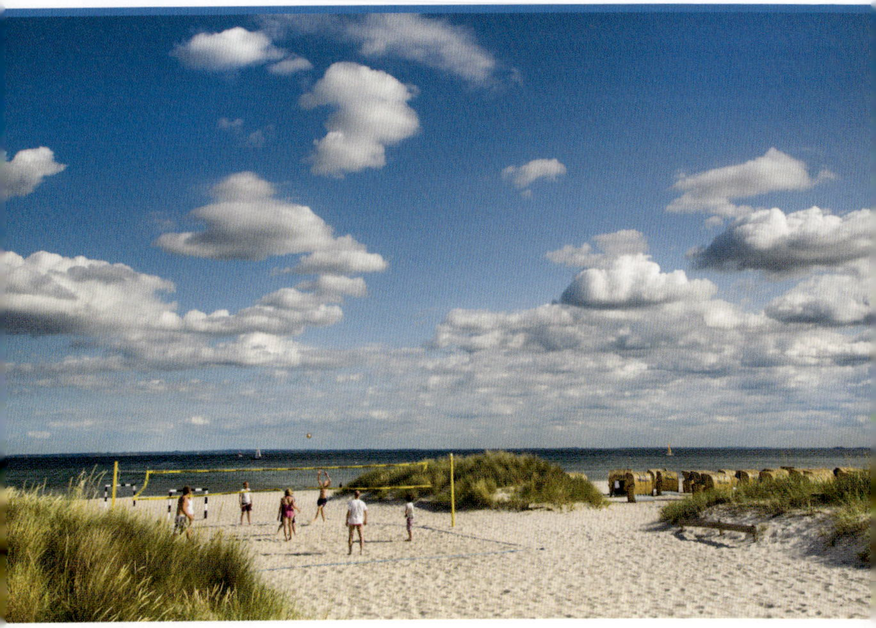

In der Lübecker Bucht bei Grömitz finden sich immer wieder Beach-Volleyballer ein

7 Grömitz

Als Urlaubsparadies für Aktive einer der Top-Spots in dieser Region

Information

- Tourismus-Service Grömitz, Kurpromenade 56, 23743 Grömitz, Tel. 04562/2560, www.groemitz.de

Hauptattraktion des bereits im Jahr 1813 als einer der ersten Orte an der Ostsee zum Seebad erklärten Grömitz ist der stattliche 8 km lange, feine Sandstrand in Südlage, der sich im Stadtgebiet zur immer noch über 3 km langen Kur- und Strandpromenade wandelt, auf der es sich vor allem im Sommer herrlich flanieren lässt. Beliebtester Treffpunkt ist der Vorplatz der fast 400 m in die Ostsee ragenden Seebrücke Grömitz. Im Golfclub wird am Handicap gefeilt, während im Jachthafen die Segelschiffe auslaufen, um den schönen Küstenstrich rund um Grömitz mit seinen Stränden und Steilküsten von der Wasserseite aus zu erkunden.

Sehenswert

St. Nikolai

| Kirche |

Im trubelig-modernen Ostseebad finden sich nur wenige Spuren der bis in das 13. Jh. zurückreichenden Geschichte. Am bedeutendsten ist die um das Jahr 1230 errichtete, 1259 erstmals schriftlich erwähnte Kirche. Deren einschiffiges Langhaus und der Chor wurden noch aus Findlingen errichtet, der Backsteinturm kam erst später, vermutlich im 15. Jh., hinzu. Besonders sehenswert ist der hübsche Altar in österreichischem Barock. Auf dem Friedhof erinnert eine

Stele an 91 Opfer der Cap-Arcona-Katastrophe von 1945.
■ Schulweg 1, www.ev-kirche-groemitz.de

Kinder

Grömitzer Welle Im Erlebnis-Meerwasser-Brandungsbad mit diversen Pools, Wasserrutsche, Whirlpool und Strömungskanal werden Kinder glücklich, während Erwachsene eher die große Wellness- und Saunalandschaft sowie den schönen Außenbereich mit Terrasse und Pool schätzen. ■ Kurpromenade 58, Tel. 04562/2562471, www.groemitzer-welle.de, tgl. 7–22 Uhr, 3 Std. 13 €, Kinder bis 15 J. 6 €, Kleinkinder bis 1 m Körpergröße frei

Zoo Arche Noah Auf dem 10 ha großen Gelände gibt es neben imposanten Löwen, neugierigen Kamelen und gutgelaunten Affen auch einen Abenteuer-Spielplatz. ■ Mühlenstraße 32, Tel. 04562/5660, www.zoo-arche-noah.de, tgl. 9–18 Uhr, 9 €, Kinder von 2–14 J. 5 €

Das Strandhaus Neben dem Spielplatz am Strand und direkt an der Promenade öffnet in den Sommerferien das Strandhaus für kleine und große Kinder. Geboten werden Strandentdeckungsreisen, Beachsoccer, Bogenschießen, Jonglieren, Speedminton, Abendwanderungen, Stockbrotbacken oder Kinderdisco, während die Eltern eigene Wege gehen können. ■ Kurpromenade 20, Tel. 04562/223832, www.groemitz.de/strandhaus, bis auf wenige Ausnahmen sind die Angebote kostenlos

ADAC Spartipp

Wer jeden Tag im Restaurant essen möchte, für den kann der **Genießer-Pass** attraktiv sein. Man darf sechs Gerichte essen, zahlt aber nur für fünf (90 €, erhältlich in der Tourist-Information am Seebrückenvorplatz). Zudem laden neun Grömitzer Restaurants zum Ostsee-Gericht ein, das sind regionaltypische Eigenkreationen zum einheitlichen Preis von 17 €.
www.groemitz.de/ostseegericht

Sport

Radfahren Mit Blick auf die Ostsee geht es gen Norden auf dem Ostsee-Küstenradweg den Deich entlang ca. 3 km in Richtung Lensterstrand. Dort kann man entweder die romantischen Dünenlandschaften und den Naturstrand genießen oder sich im Erlebniszentrum mit Minigolf, Hochseilpark, Aussichtsturm inkl. Rutsche aktiv verausgaben. Auch gen Süden wartet eine schöne Route: Am Jachthafen geht es ca. 7 km weit zu den Steilküsten von Bliesdorf und Brodau, wo der Weg an Höhe zunimmt und die Aussichten immer besser werden.

Reiten Im Land der edlen Holsteiner gehört der Strandausritt mit flatternden Mähnen zum Pflichtprogramm. Auch entlang der Rapsfelder und grünen Wiesen lässt es sich herrlich galoppieren. ■ Freizeitreiten Hopp, Langenredder 48, Tel. 0172/2115430, www.freizeitreiten-hopp.de, 1 Std. Reiten 20 €, Strandausritt 40 €

In der Umgebung

Klosterdorf Cismar

| Kloster |

Ab dem Jahr 1238 entstand dieses ehemalige Benedektinerkloster ursprünglich als Verbannungsort für Mönche aus dem Lübecker Johanniskloster, die

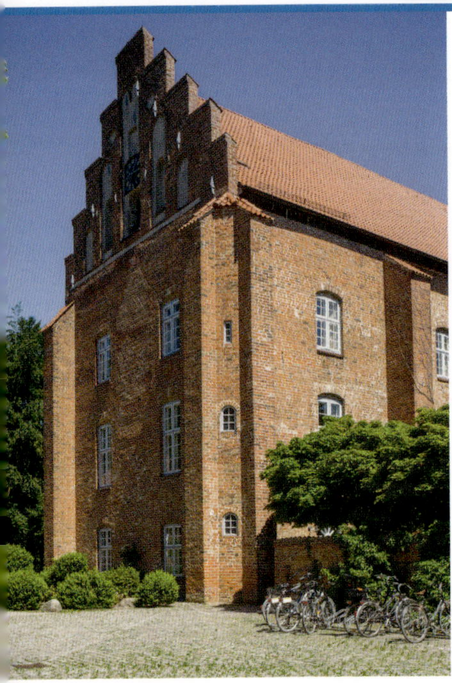

Ein Ort für Pilger: Klosterdorf Cismar

sich allzu sehr vergnügt hatten. Prunkstück aus alten Zeiten: der älteste geschnitzte Altarschrein, den die Kunstgeschichte kennt. Geschaffen wurde dieser kurz nach 1300 in einer Lübecker Schnitzerwerkstatt. Die in dem Schrein aufbewahrten Reliquien zogen schon bald Pilger in Scharen an. 25 Dörfer und sieben Mühlen zählten 1325 zum Besitz der Abtei. Nach der Reformation wurde die Anlage zu einem Landgut umgebaut. Heute ist dies ein lebendiger Ort der Begegnung mit Ausstellungen, Konzerten, Festen.

■ Bäderstraße 42, 23743 Cismar, Tel. 043 66/10 80, www.kloster-cismar.de

Kellenhusen

| Ostseebad |

Rund 11 km nördlich liegt das beschauliche Kellenhusen, das früher eine kleine Fischersiedlung war. Heute betört das Ostseebad mit seiner einzigartigen Kombination von Wald und Meer. Im Mittelpunkt: die fantasievoll geschwungen gestaltete Promenade mit Wasserläufen, künstlichen Dünen, Irrgarten, Skate-Anlagen und der 305 m langen futuristischen Seebrücke.

■ Kurverwaltung Kellenhusen, Strandpromenade, 23746 Kellenhusen, Tel. 043 64/497 50, www.kellenhusen.de

8 Heiligenhafen

Wo Geschichte und Moderne aufeinandertreffen

i Information

■ Tourismus-Service Heiligenhafen, Bergstr. 43, 23774 Heiligenhafen, Tel. 043 62/907 20, www.ostseespitze.de

Bereits Mitte des 13. Jh. wurde der Ort gegründet. Den Charme der langen Historie spürt man am besten in der hübschen Altstadt mit großem Marktplatz und kleinen Gassen. Am Hafen herrscht noch eine echt maritime Atmosphäre, wenn die Fischer dort morgens ihren Fang direkt vom Kutter verkaufen. Gleich an den alten Hafen grenzt die moderne Marina mit rund 1000 Liegeplätzen. Nur wenige Gehminuten entfernt beginnt der Ostseestrand. Das Ferienzentrum liegt am Westende des Binnensees, den die Landzunge Steinwarder von der Ostsee trennt. Im Osten liegt die Halbinsel Graswarder, ein geschütztes Vogelparadies. Den westlichen Teil von Graswarder säumen einzelne bunte Häuser. Dass Heiligenhafen der letzte Ort auf dem Festland vor der Insel Fehmarn ist, begreift man spätestens beim Anblick der imposanten Fehmarnsundbrücke – eine diese Insel bei Großenbrode mit dem Festland verbindende Straßen- und Eisenbahnbrücke.

Sehenswert

Seebrücke Heiligenhafen

| Bauwerk |

4 *Eine Seebrücke zum Erleben als Wahrzeichen Heiligenhafens*

Das nachts stimmungsvoll illuminierte Bauwerk beeindruckt nicht nur durch seine Zickzack-Form, sondern auch durch seine Länge (435 m). Langweilig wird es einem hier garantiert nicht, denn die Erlebnis-Seebrücke bietet auf teils zwei Etagen mehrere Kinderspielbereiche, Sitz- und Liegemöglichkeiten, saubere Toiletten, verglaste Überdachungen als Windschutz, ein Badedeck und die Meereslounge. Gut möglich, dass man viel mehr Zeit für einen Bummel braucht als geplant.

■ www.ostsee.de/heiligenhafen/seebruecke.html

Kinder

Ostsee Erlebniswelt Blaue Hummer in der Ostsee? Aber ja! Die Erlebniswelt in Klaustorf, knapp 7 km südöstlich von Heiligenhafen gelegen, präsentiert nicht nur die Entwicklung des Meeres von der Kreidezeit vor fast 150 Millionen Jahren bis heute, sondern auch viele Tiere, die im und am Wasser leben. Zunächst wird der Besucher in die Vorzeit geführt, als Fischsaurier, Korallen und Seeigel das Meer besiedelten. Kreidefelsen und Fossilien sind Zeugen aus dieser Epoche. Erst in der letzten Eiszeit vor gut 10 000 Jahren formte sich die Ostsee in ihrer heutigen Größe. Zu den neueren Attraktionen gehören der Aussichtsturm sowie das Café mit Dachterrasse und Galerie. ■ Bäderstraße 6a, 23775 Klaustorf (Großenbrode) Tel. 04371/4416, www.ostseeerlebniswelt.de, März–Okt. tgl. 10–18, Nov.–Weihnachtsferien nur bis 16 Uhr, nach den Weihnachtsferien bis Ende Feb. geschl., 10 €, Kinder (4–15 J.) 7 €

Moderne Zeiten: die Erlebnis-Seebrücke in Heiligenhafen

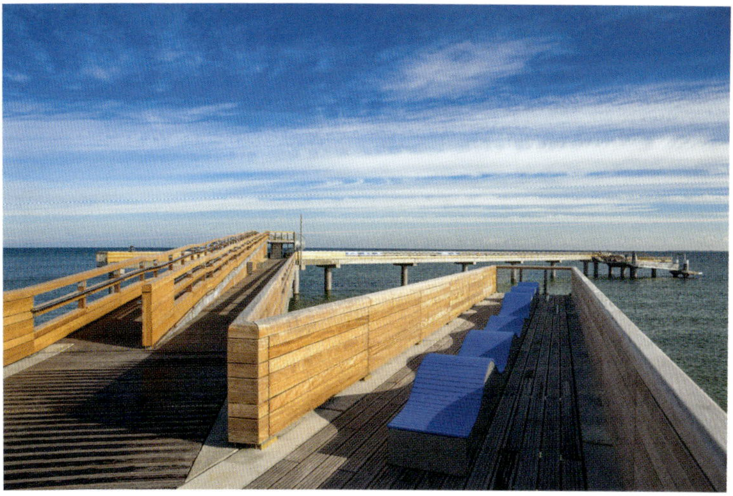

Im Blickpunkt

Der Natur auf der Spur

Naturliebhaber finden in Heiligenhafen ein besonders schönes und artenreiches Gebiet, das zum größten Teil unter Naturschutz steht: Wie ein langer Haken erstreckt sich der **Graswarder** – eine Nehrungshalbinsel – etwa 2,5 km parallel zur Ostseeküste. Das Gelände mit den sanften Dünen beginnt direkt hinter dem nördlichen Teil der Marina von Heiligenhafen. Achtung: den Graswarder darf man nur zu Fuß erkunden. Ein 1,5 km langer Spazierweg führt an hübschen, farbigen Reetdachhäusern vorbei zu einem 12 m hohen Aussichtsturm des Naturschutzbunds Deutschland e. V. (NABU). Von oben öffnet sich ein betörender Blick auf den Warder, Heiligenhafen und über die Ostsee bis zur Fehmarnsundbrücke.
Ostern–Oktober tgl. um 10.30 und 15.00 Uhr naturkundliche Führungen, www.graswarder.de

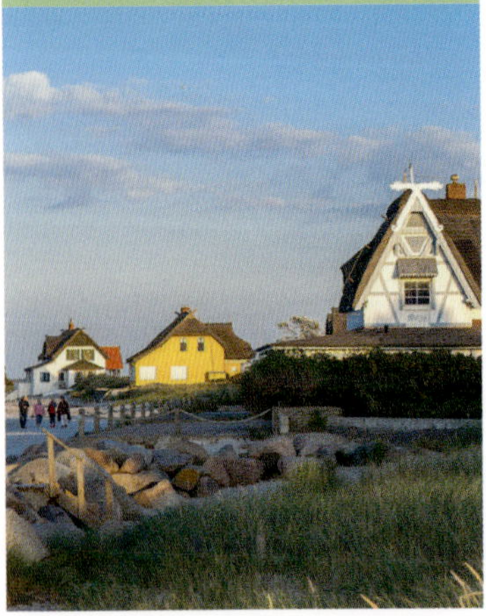

9 Fehmarn

Sonneninsel für Wassersportler und ruheliebende Meer-Verliebte

Information

■ Tourismus-Service Fehmarn, am Südstrand in Burgtiefe, Zur Strandpromenade 4, 23769 Fehmarn, Tel. 04371/ 506300, www.fehmarn.de

Mit rund 2100 Sonnenstunden im Jahr gehört die einzige Ostseeinsel Schleswig-Holsteins zu den Spitzenreitern in ganz Deutschland. Zudem ist Fehmarn mit 71 km Küstenlänge die drittgrößte Insel der Republik. Urlauber schätzen genau diese übersichtliche Größe, das weitgehend flache Land und die Ruhe. Nur 13000 Einwohner leben ständig auf Fehmarn. In der Sommerzeit spielt sich das meiste Geschehen rund um den attraktiven Hauptort Burg ab. Surfer und Kitesurfer stürzen sich hier gern in die Brandung, vertrauen Wind und Wellen und nehmen das Leben gern ein bisschen lockerer. Im Sommer steigen Full-Moon-Partys, der Kitesurf World Cup lockt die internationale Elite und bis zu 100000 Besucher an.

Sehenswert

Meereszentrum Fehmarn

| Aquarium |

5 *Farbenvielfalt in Deutschlands größtem tropischen Aquarium*

Tausende von Meerestieren aus der ganzen Welt sind hier im Korallengarten oder Rochentunnel zu entdecken.

■ Gertrudenthaler Str. 12, Burg, Tel. 04371/ 4416, mega-meereswelten.de, Nov.–Feb. 10–16, März–Okt. 10–18 Uhr, 11 €, erm. 9 €, Kinder (4–15 J.) 7 €

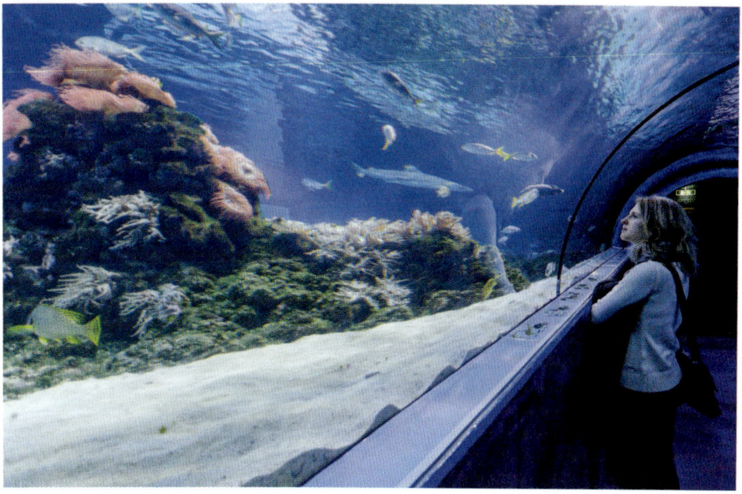

Tunnelblick: faszinierende Unterwasserwelt im Meereszentrum Fehmarn

Flügger Strand

| Strand |

8 *Von Dünen umarmt: der schönste Strand von Fehmarn*

An der Westküste von Fehmarn lockt ein langgezogener, flacher Natursandstrand mit wunderschönen Dünen – ideal auch zum Buddeln für die Kleinen. Im Wasser stößt man auf flache Sandbänke, die Stehtiefe reicht bis etwa 25 m. In der Nähe des Campingplatzes kann es trubelig werden – dann einfach in Richtung Flügger Leuchtturm laufen, wo man nach einigen hundert Metern idyllische Dünen findet – ideal, um windgeschützt die Sonne zu genießen. Jimi Hendrix absolvierte hier am 6. September 1970, zwölf Tage vor seinem Tod, seinen letzten Auftritt auf dem chaotisch verlaufenen Love-and-Peace-Festival.

Verkehrsmittel

Ein umfangreiches Busnetz erschließt die Insel sowie die umliegenden Gemeinden auf dem Festland. Mit der Fähre ist man in 45 Min. in Dänemark. ■ www.fehmarn.net

Cafés

Die Villa In Orth sitzt man hier am richtigen Ort. Genauer – in der ersten Reihe: unter alten Bäumen, mit Blick auf den Hafen. So traumhaft aussehende wie lecker schmeckende Torten kommen auf den Tisch, und passenderweise stehen für die nötige Pause nach dem Essen Liegestühle bereit. ■ Am Hafen 3, Tel. 04372/806288, www.cafe-die-villa.de, April–Okt. tgl. ab 10 Uhr

Café Sorgenfrei In einem lichtdurchfluteten alten Rettungsschuppen in Burgtiefe am Südstrand gibt's tagsüber selbstgemachte Torten, abends Snacks und Cocktails, dazu angenehm chillige Musik und von der Terrasse einen wahren Traumblick. ■ Dünenweg 43b, Tel. 0157/74016365, www.cafe-sorgenfrei.de, Ostern–Okt. tgl. ab 12 Uhr bis Sonnenuntergang

Kneipen, Bars und Clubs

Loop Bar, Lounge und Discothek in einem, direkt im Zentrum von Burg gegenüber dem Rathaus. Mit feinsten Sounds (House, Black, R'n'B, EDM, Hip Hop). ■ Am Markt 27, Tel. 04371/8978229, www.loop-fehmarn.de, Fr u. Sa 22–6 Uhr

Sport

Klettern Am Hafen von Burgstaaken befindet sich eine der höchsten Kletteranlagen Europas. Ein altes Silo bildet mit bis zu 40 m hohen Routen beste Kletterbedingungen für Anfänger und Profis. ■ Burgstaken 50, www.siloclimbing.de, tgl. ab 9.30 Uhr, Nov.–März geschl., 1 Std. Klettern 7 €

Im Blickpunkt

Wasservogelreservat Wallnau – Hotspot für Zugvögel

Mehrere Millionen Zugvögel nutzen jährlich die Insel Fehmarn als Ein- und Ausflugschneise sowie als Rastplatz. Hervorragend beobachten kann man das Treiben der Sandregenpfeifer, Kormorane, Kraniche & Co. im Vogelreservat Wallnau im Südwesten der Insel. Eine (einfach) 18 km lange Radtour führt von Burg über das platte Land und wenig befahrene Nebenstraßen nach Petersdorf sowie mit Abstecher zum Leuchtturm Flügge weiter bis nach Wallnau.

Wallnau 4, Tel. 04372/1002, www.wallnau.nabu.de, NABU-Infozentrum mit Bistro und Shop März–Okt. tgl. 10–17 Uhr, 8,50 €, erm. 6 €, Mo freier Eintritt für Kinder

Wassersport In der Orther Reede finden Kiter und Surfer sowie Stand-Up-Paddler (SUP) weites, flaches Wasser – bei einer Wassertiefe von 1,5 m gut für Einsteiger zum Üben. In Altenteil an der Nordspitze bricht dagegen die höchste Welle der Insel, die bis zu 3 m hoch wird. Ab Windstärke sechs kann man wahre Kunststücke auf dem Wasser vollbringen – oder beobachten. Das Schulungsrevier der »Charchulla Twins« – Zwillingsbrüder, die seit Jahrzehnten mit Herz und Seele das Surfen leben (und lehren) – liegt im östlichen Teil des Burger Binnensees, eine ruhige Lagune der Ostsee. Übrigens unterhalten die Brüder auch die angesagte Karibikbar fürs chillige Danach. ■ Strandallee 27, Burgtiefe, Tel. 04371/3400, www.surf-charchulla-kite.de, Kurs Windsurfen mit 9 Std. Praxis über 3 Tage verteilt für 139 € inkl. Material und Ausrüstung.

10 Oldenburg in Holstein

Einstiges Machtzentrum der Slawen mit informativem Museum

Information

■ Touristinformation, Schauenburger Platz 2, 23758 Oldenburg in Holstein, Tel. 04361/5083913, www.oldenburg-holstein.de

Bereits im 9. Jh. war Oldenburg eine blühende Hafenstadt, im 10. Jh. wurde es zum Bistum. 1160 zog der Bischof nach Lübeck um, wodurch Oldenburg schnell an Bedeutung verlor. Das Städtchen besitzt mit der romanischen St. Johanniskirche aus dem 12. Jh. eine der ältesten Backsteinkirchen Nordeuropas.

ADAC Spartipp

18 Ostseebäder von Travemünde bis Glücksburg haben die Kurtaxe durch die **OstseeCard** ersetzt. Für die Zahlung eines Betrags zwischen 1,50 € und 3 € pro Tag gibt es Vergünstigungen und Rabatte passend zu den regionalen Angeboten. Man bekommt sie vom Gastgeber, bei der Kurverwaltung oder der Touristinformation vor Ort.
www.ostseecard.de

Sehenswert

Oldenburger Wallmuseum
| Museum |
Inmitten der Innenstadt stößt man auf eine Kulisse wie aus dem »Herrn der Ringe«: die mächtige Ringwallanlage von Oldenburg ist eines der bedeutendsten archäologischen Denkmäler Schleswig-Holsteins. Bei einem Spaziergang über den nachgebildeten, bis zu 18 m hohen Burgwall blickt man auf das Auenland mit dem Oldenburger Graben, der mit dem verlandeten und trockengelegten Meeressund in Verbindung stand. Vom 7./8. bis zum 12. Jh. lag innerhalb des Walls das westlichste Machtzentrum slawischer Stämme. Hier residierten die mächtigen Fürsten, deren Kontakte bis in den Orient reichten.
■ Professor-Struve-Weg 1, Tel. 043 61/62 31 42, www.oldenburger-wallmuseum.de, April–Juni Di–So 10–17, Juli–Aug. Mo–Fr 10–17, Sa u. So 10–18, Sept.–Okt. Di–So 10–17 Uhr, Nov.–März geschl.

Kinder

Abenteuer Dschungelland Eintauchen in fremde Landschaften mit exotischen Tieren: Der Indoor-Spielplatz in Weissenhäuser Strand, ca. 10 km nordwestl., bietet nicht nur Kletterwand, Labyrinth, Rutschen, Bällebad und Hochseilgarten, sondern auch echte Kaimane, Schlangen, Echsen und Schildkröten in Terrarien. ■ Seestraße 1, 23758 Weissenhäuser Strand, Tel. 043 61/55 40, www.weissenhaeuserstrand.de, Mo–Do ab 14, Fr–So ab 10 Uhr, Kinder bis 3 J. frei, ab 4 J. und Erw. 11 € (Mitte Juni–Anf. Sept., außerhalb der Hauptsaison 9 €)

11 Hohwacht

Entspanntes Strandvergnügen am hier oftmals türkis schimmernden Meer

Information

■ Hohwachter Bucht Touristik GmbH, Berliner Platz 1, 24321 Hohwacht, Tel. 043 81/905 50, www.hohwachterbucht.de

Hohwacht ist eingebettet in eine bewaldete, hügelige Landschaft, die an einer malerischen Steilküste endet, gesäumt von feinsandigem Strand. In den Dünen findet man noch etwa 50 Badehütten aus den 1950er-Jahren. Der Ort selbst hat eine gute touristische Infrastruktur. Wirklich voll wird es hier aber auch im Sommer nie: Hohwacht hat Platz genug für alle. Das gelassene Treiben verteilt sich auf Natur- und Kurstrand, die beide zusammen ca. 3 km lang sind. Auf der Seeplattform Flunder finden im Sommer auch Konzerte statt.

Sehenswert

Sehlendorfer Strand
| Strand |
Hier sieht die Ostsee nahezu karibisch aus. Kristallklares Wasser, keine Steine

und kinderfreundlich flach – ideal zum Baden und Spazierengehen.

■ www.sehlendorfer-strand.de

Restaurants

€ | **Klabautermann** Eben noch in der Ostsee geschwommen, jetzt schon auf dem Teller. So ergeht es Ostsee-Lachs, Meerforelle, Steinbutt oder Meeräsche, die sich von den Fischern des idyllischen Hafens Lippe fangen ließen und hier im schönen Reetdach-Ambiente lecker angerichtet werden. Das Restaurant liegt etwa 2,5 km nördl. von Hohwacht und ist auch über einen schönen Weg entlang der Steilküste erreichbar. ■ Am Lipper Jachthafen, 24321 Lippe/Behrensdorf, Tel. 04381/8250, www.klabautermann-lippe.de, Nov.–März Fr, Sa u. So 12–20, März–Okt. Di–So 12–21 Uhr

12 Lütjenburg

Altstadt mit Charme, Burg, Aussichtsturm und Eiszeitmuseum

Information

■ Tourist-Information Lütjenburg, Markt 4, 24321 Lütjenburg Tel. 04381/419941, www.hohwachterbucht.de/luetjenburg.html

Die im 13. Jh. gegründete kleine Stadt dient heute den vorgelagerten Ostseebädern als Versorgungsstation. Bei einem kleinen Rundgang durch die charmante Altstadt trifft man auf 800 Jahre Stadtgeschichte: beginnend mit der St. Michaeliskirche aus dem 13. Jh. , über das ehemalige Färberhaus von 1576, dessen reich verzierte Türen einen zweiten Blick verdienen, und dem barocken Rathaus von 1790 bis heute.

Sehenswert

Bismarckturm

| Aussichtsturm |

Der im Jahr 1898 erbaute runde Bismarckturm ragt auf dem 60 m hohen Vogelberg weit über die Dächer der Stadt und öffnet den Blick über das ostholsteinische Hügelland und die Ostsee bis zur Insel Fehmarn. Stufen führen hoch zur Aussichtsplattform des 18,80 m hohen Turmes. Der Aufstieg ist über die Gaststätte möglich.

■ 1 €, Kinder 50 Cent

Turmhügelburg

| Burg |

Im Norden von Lütjenburg wurde mit der Turmhügelburg eine mittelalterliche Festungsanlage aus der Zeit um das Jahr 1250 rekonstruiert. Mit Wohn-Stallgebäude, Schmiede, Ritterhaus, Wirtschaftsgebäude sowie einem Kornspeicher. Die größten mehrtägigen Events sind das Wikingerlager zu Pfingsten, die Mittelalterey im Juli und der Lütjenburger Aufbruch Anfang September.

■ Tel. 0438/8007, www.turmhuegelburg.de, Besichtigungen inkl. Innenbereich April–Okt. Di–So 10–17 Uhr; die Außenanlage ist ganzjährig geöffnet, Eintritt gratis, Spende erwünscht

Eiszeitmuseum Nienthal

| Museum |

Mächtige Eismassen schleppten Gestein aus Skandinavien nach Norddeutschland, Eis und Schmelzwasser formten die Oberfläche der Landschaft. In diesem Museum darf man auch mal etwas anfassen: einen Mammutbackenzahn aus der Nordsee etwa, versteinerte Hölzer oder auch (beim Anschlagen nach Asphalt riechender, bituminöser, also Blumen enthaltender) Stinkkalk. Auch die Kleinsten fühlen sich hier wohl mit Steinepuzzle, Malecke, Verkleidekiste und eiszeitlichen Kuscheltieren.

■ Nienthal 7, Tel. 043 81/41 52 10, www.eiszeitmuseum.de, Okt.–April Di–So 11–17, Mai–Sept. tgl. 10–18 Uhr, 4 €, Kinder 2 €

Restaurants

€ | **Ristorante Sandro** Ein kleiner Italiener mit den klassisch rotweißkarierten Tischdecken, sehr lecker und sehr begehrt. Besser reservieren, da es nur sechs Tische gibt. ■ Am Markt 10, Tel. 043 81/69 57, www.ristorante-sandro.com, tgl. 12–14 u. 18–22 Uhr, Okt.–März Mi Ruhetag

€€ | **PUR** Ambitioniertes Bistro mit Feinkostladen. Hier wird überwiegend saisonal und regional gekocht. Es gibt knackige Salate und Flammkuchen sowie herzhafte Burger und Schweinebraten. ■ Neuwerkstraße 9, Tel. 043 81/ 40 41 47, www.einfachpurgeniessen.de, tgl. 12–21 Uhr

13 Malente

Heilwirkung für Körper und Seele im Herzen der Holsteinischen Schweiz

Information

■ Tourismus-Service Malente, Bahnhofstraße 3, 23714 Malente, Tel. 045 23/ 959 01 20, www.malente-tourismus.de

Malente, der heilklimatische Kurort mit Kneipp-Heilbad, wird flankiert vom Kellersee und vom Dieksee. Im Zentrum der Gesundheitsangebote steht Bad Malente-Gremsmühlen, dessen Kurpark im Frühling mit rund 2500 blühenden Rhododendronbüschen für eine wahre Farbexplosion sorgt. Doch nicht nur die Kurgäste profitieren von dem schönen Ambiente. In den Sommermonaten kann jeder die Wassertretbecken und Armbecken für Kneippsche Anwendungen probieren, eine Runde Schach oder Boule spielen und bis an die Schwentine spazieren.

Der Kellersee ist eines der beiden Gewässer, die Malente malerisch einrahmen

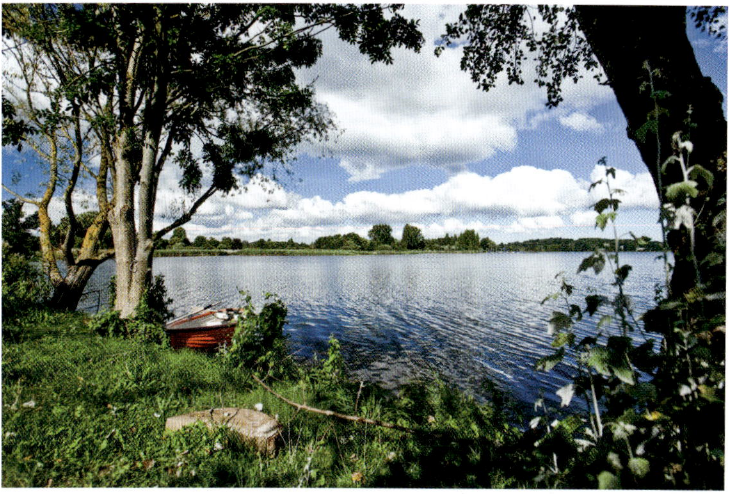

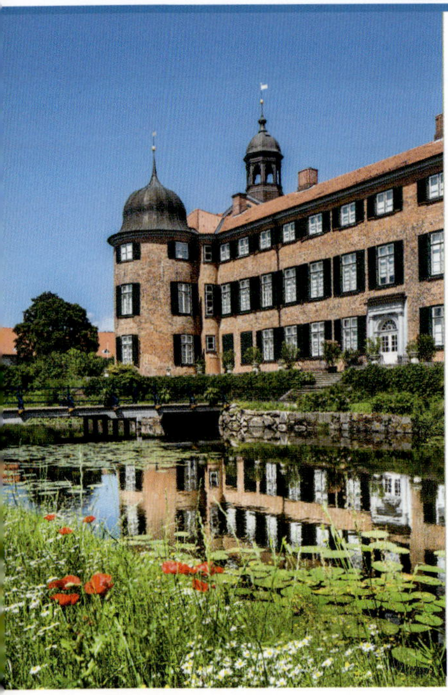

Feudale Seiten: das Eutiner Schloss

P Restaurants

€ | Landgasthof Kasch Von Fingerfood bis zum 5-Gänge-Menü gibt es eine breite Auswahl. Das Fleisch stammt aus eigener Galloway-Zucht, der Fisch aus den Seen in der Nähe. ■ Dorfstraße 60, Tel. 04523/3383, www.landgasthof-kasch.de, Mai–Sept. Mi–Fr 14–21, Sa 12–21, So 12–20.30, Nov.–April Mi–Fr 17–21, Sa 12–21, So 12–20.30 Uhr

Erlebnisse

Kajaktour Malente Für eine kurze Tour rund um das wasserreiche Malente gibt es mehrere Bootsverleiher wie das Kanucenter Malente by Bottervogel. ■ Godenbergstraße 7b, Bad Malente, Tel. 04523/7389, www.bottervogel.de; 2er-Kanadier inkl. Ausrüstung pro Tag 24 €

14 Eutin

Auf den Spuren großer Geister: Lustwandeln im Weimar des Nordens

i Information

■ Tourist-Info Eutin, Markt 19, 23701 Eutin, Tel. 04521/70970, www.eutin-tourismus.de

Es waren große Geister ihrer Zeit, die sich am Hofe von Peter Friedrich Ludwig, Herzog von Oldenburg (1755–1829) versammelten: der Maler Johann Heinrich Wilhelm Tischbein, der Homer-Übersetzer Heinrich Voß, die Dichter Friedrich Gottlieb Klopstock und Matthias Claudius. Diese kulturelle Ballung verhalf Eutin zum Beinamen Weimar des Norden. In seiner Blütezeit entstanden repräsentative Gebäude wie das Großherzogliche Palais (1786) und das Rathaus (1788-1791). Peter Friedrich Ludwig prägte das heutige Stadtbild so sehr, dass er auch liebevoll »Vater von Eutin« genannt wird. Neben den Prachtgebäuden ist in der historischen Altstadt mit ihren kopfsteingepflasterten Gassen auch die Michaeliskirche (Baubeginn 13. Jh.) sehenswert.

Sehenswert

Schloss Eutin

| Schloss |

9 *Hochklassige Festspiele in einem überaus prunkvollen Ambiente*

Das vierflügelige Eutiner Schloss – mit seinem geschützten Innenhof und dem Wassergraben rings herum – das Wahrzeichen der alten Residenzstadt – liegt direkt an einem See. Den Park ließ der Herzog zum Englischen Garten gestalten. Mit seinen geschwungenen Wegen, Tempelchen, Wasserfall und Chinesischer Brücke erinnert er an die Zeit, als man hier nicht etwa bloß spazieren ging, sondern flanierend lustwandelte. Auch die spätere Zarin Katharina die Große berichtet in ihren Memoiren vom Leben im Eutiner Schloss, sie besuchte den Hof für längere Zeit und traf hier ihren späteren Gemahl, den Prinzen Karl Peter Ulrich von Holstein-Gottorf, später Zar Peter. Im Schlossmuseum kann man pompöse Deckengemälde, kostbare Wandbespannungen, originale Möbelstücke, Gemälde oder drei Schiffsmodelle von Zar Peter dem Großen bestaunen.

■ Schlossplatz 5, Eutin, Tel. 045 21/709 50, www.schloss-eutin.de, Juni–Sept. tgl. 10–18, März–Juni, Sept–Dez. 11–17 Uhr, Eintritt 10 €, erm. 6 €

Events

Eutiner Festspiele Im romantischen Schlossambiente finden jedes Jahr im Juli und August Festspiele statt, mit denen die Stadt den im Jahr 1786 hier geborenen Carl Maria von Weber ehrt. Gegeben werden Opern und Musicals.

■ www.eutiner-festspiele.de

Parken

In Eutin führt ein Parkleitsystem durch die Stadt. Am Jungfernstieg (P10) sind 2 Std. gratis mit Parkscheibe möglich, ebenso am Parkplatz Schwimmhalle (P1) in der Riemannstraße 47 (P1).

Einkaufen

Münsters Hofladen Auf diesem Hof, zu dem auch eine Edelobstbrennerei gehört, wird alles selbst gemacht: von Saft und Gelee bis zu Fruchtwein und

Im Blickpunkt

Der Baum der Liebenden

Es waren zwei Königskinder, die konnten zueinander nicht kommen? Nein, ganz so verhielt es sich nicht. Eine Dodauer Försterstochter und ein Leipziger Schokoladenfabrikant sollen es gewesen sein, die nach dem Willen ihrer Eltern nicht zusammen kommen sollten. Also schrieben sie sich Briefe, die sie im Astloch einer alten Eiche hinterlegten. Und weil eine solche Geschichte nur halb so schön wäre, ginge sie nicht gut aus, ließen sich die Eltern der beiden schließlich doch noch erweichen und gaben dem Brautpaar ihren Segen. Sie heirateten unter der inzwischen über 500 Jahre alten Eiche im Dodauer Forst nahe am Eutiner Ortsausgang in Richtung Plön, die nun als **Bräutigamseiche** weltweit bekannt ist. Sie hat nämlich sogar eine Postadresse: Bräutigamseiche, Dodauer Forst, 23701 Eutin. Wer an sie schreibt, dessen Brief wird von der Post im Astloch deponiert. Und wer weiß, vielleicht bringt dieser Brauch ja auch anderen unglücklich Liebenden das ersehnte Glück.

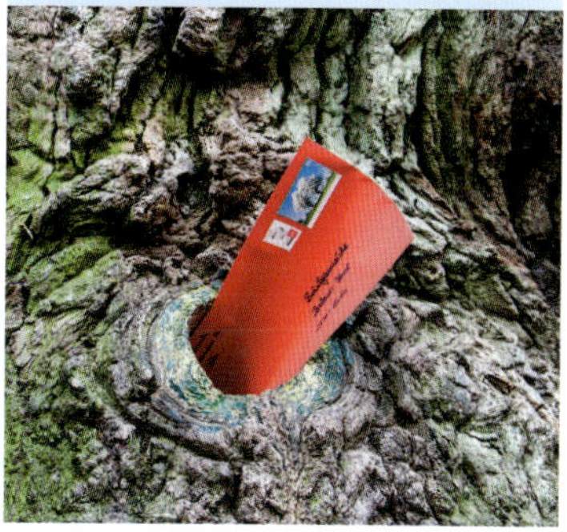

Obstbrand. Spezialität: die Apfelchips. ■ Plöner Landstrasse 16, Eutin/Neudorf, Infos: www.wunderapfel.de, Mo–Fr 8 –18, Sa 8–16, Nov.– März Sa nur bis 14 Uhr

15 Plön

Weite Wasser und idyllische Inseln sowie ein herrschaftliches Schloss

Information

■ Tourist Info Großer Plöner See, Bahnhofstraße 5, 24306 Plön, Tel. 045 22/ 509 50, www.ploen.de

Die Stadt mit ihren knapp 13 000 Einwohnern liegt direkt am größten Binnensee Schleswig-Holsteins, dem Großen Plöner See, und ist eingebettet in die hügelige Seenlandschaft der Holsteinischen Schweiz. Neben einem Bummel durch die ruhige, sympathische Kleinstadt lohnt auch die Erkundung ihrer näheren Umgebung.

Sehenswert

Schloss Plön

| Schloss |

Das Plöner Schloss entstand während des Dreißigjährigen Krieges, in den Jahren 1633 bis 1636, und ist bis heute unübersehbar das Wahrzeichen der Stadt. Errichtet wurde es unter dem Plöner Herzog Joachim Ernst im Stil der Spätrenaissance, seine strahlend weiße Fassade, die sich im Sommer leuchtend vor dem tiefblauen Himmel abhebt, erhielt es im 18. Jh. unter dem dänischen König Christian VIII. Zeitweise diente es diesem als Sommerresidenz, später war darin ein Internat untergebracht, heute hat hier eine Optiker-Akademie ihren Sitz. Zu besichtigen sind u.a. die rekonstruierte Kapelle, der Rittersaal und die herzoglichen Gemächer. Westlich des Schlosses liegt das ehemalige Lusthaus der Herzöge, das den Namen Prinzenhaus erhielt, als die Söhne Kaiser Wilhelms II. während ihrer Kadettenausbildung dort wohnten.

■ Führungen durch das Schloss Mi 19–21 alle halbe Std., Do, Sa u. So 16.30–18.30 Uhr ebenfalls halbstündig (Teilnehmerzahl begrenzt, Voranmeldung unter Tel. 045 22/80 10)

Prinzeninsel

| Landschaft |

Im Jahr 1910 von Kaiser Wilhelm II. erworben, befindet sich die 2 km lange (Halb-)Insel im Südwesten der Stadt noch immer im Besitz des Hauses Preußen. Autos sind verboten, um die stille Idylle nicht zu stören. Der Wanderweg über diesen lauschig bewaldeten Flecken kann auch mit dem Rad befahren werden. Guter Startpunkt: der Schlosspark. Stellenweise ist die Insel nur 30 m breit, auf der Westseite gibt es einen Badestrand mit feinem Sand, Kiosk, Toiletten und Spielplatz. Am Ende wird die Insel breiter, dort steht ein bereits im 18. Jh. errichtetes niedersächsisches Bauernhaus, das als Café & Restaurant Prinzeninsel (s. u.) hungrige Ausflügler anzieht.

Restaurants

€ | **Bistro Fischerei Reese** Nur von außen eine unscheinbare Bude am Großen Plöner See. Täglich werden hier Hechte, Barsche, Zander und eine Holsteiner Spezialität – die Maräne – aus dem Wasser gezogen. Die Fische landen direkt nach dem Fang in der Bistroküche und werden vor den Augen der Kunden zubereitet. ■ Fischerei Reese,

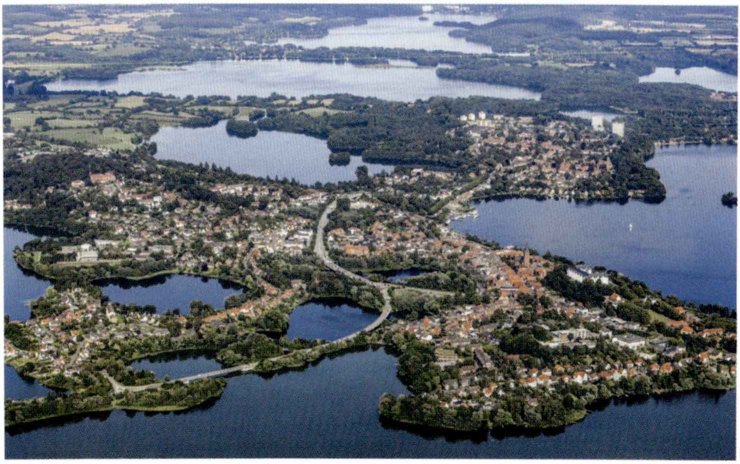

Wasser, soweit das Auge reicht: Plön und seine Seen

Eutiner Straße 8, Tel. 04522/6236, www.fischzucht-reese.de, Juni–Aug. tgl. ab 11, Sept.–4. Okt. Di–So 9–18 Uhr

€ | **Café & Restaurant Prinzeninsel** Traumlage mitten im Grünen auf der Prinzeninsel, mit typischen Holsteiner Speisen, die an einem lauen Tag im Biergarten besonders gut munden. ■ Große Insel 1, Tel. 04522/508700, www.niedersaechsisches-bauernhaus.de, Di–So 11.30–19 Uhr

€€ | **Seeprinz** Die Aussicht über den See in der Abendsonne ist eine der schönsten in Plön. Man blickt auf Paddelboote, Ausflugsschiffe und kreisende Möwen, während man Flammkuchen oder frischen Fisch verspeist. Auch das Frühstücksangebot an den Wochenenden verdient Beachtung. ■ Strandweg 1, Tel. 04522/7897155, www.seeprinz-ploen.de, Mo–Sa 10–22, So 10–21 Uhr

Erlebnisse

Große Plöner See-Rundfahrt Der größte See Schleswig-Holsteins ist ein wildromantisches, als Naturschutzgebiet ausgewiesenes Inselparadies – Heimat vieler seltener Wasservögel, darunter der imposante Seeadler, der größte Greifvogel Mitteleuropas. Beobachten lässt sich diese Fauna bequem auf einer 2-std. See-Rundfahrt; dabei locken Ausblicke auf Schloss und Prinzeninsel. ■ Plöner Motorschifffahrt GmbH, Fegetasche-Strand 1, Tel. 04522/6766, www.grosseploenersee-rundfahrt.de; Ende April–Mitte Sept. Di–So ab Anleger Fegetasche 4 x tgl. alle 2 Std. ab 10 Uhr, Mitte Sept.–Anf. Okt. 3 x tgl. ab 11 Uhr, 11 €, Kinder (4–15 J.) 6 €

16 Preetz

Sympathische Kleinstadt mit Kloster und handwerklicher Vergangenheit

Information

■ Verein für Wirtschafts- und Tourismusförderung, Mühlenstraße 9, 24211 Preetz, Tel. 04342/72804 20, www.schusterstadt-preetz.de

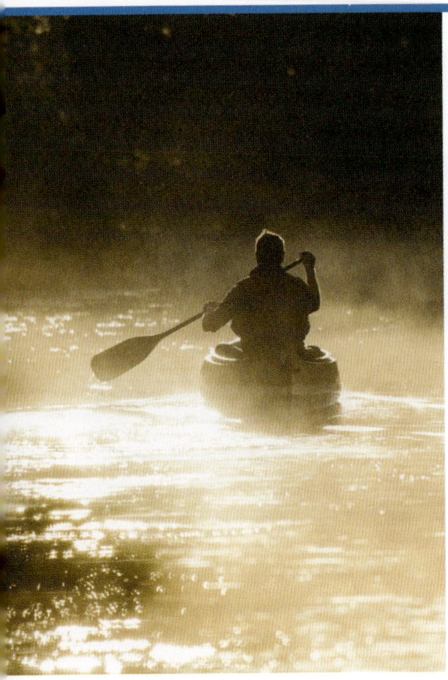

Kajaktour auf der Schwentine

Der Luftkurort an der Schwentine ist seit dem 14. Jh. als Schusterstadt berühmt. Im Zeichen des Holzschuhs werkelten hier zeitweise so viele selbstständige Schuster, dass ihre Zahl sogar durch Aufnahmebeschränkungen limitiert werden musste. Heute ist Preetz eine sympathische Kleinstadt mit rund 15 000 Einwohnern – und nur noch einem Schuhmacher.

Sehenswert

Kloster Preetz

| Kloster |

Im Jahr 1260 wurde dieses Kloster der Benediktinerinnen am heutigen Standort erbaut. Man spürt noch eine besondere Atmosphäre, sobald man durch das Tor in den parkähnlichen Hof tritt. Noch aus dem 14. Jh. stammt die Klosterkirche mit dem Konventbau. Besonders sehenswert sind im Inneren das Chorgestühl und die 137 Tafelbilder mit Szenen aus dem Neuen und Alten Testament. Das Probsten- und Priörinnenhaus sowie die Häuser der Konventualinnen wurden halbkreisartig um die Kirche angeordnet. Im Langhaus wohnten die Mitarbeiter, das Pastorat schließt im Westen den Kreis. Südlich davon liegt der heutige Wirtschaftshof mit dem Wildhandel. Seit der Reformation ist das Kloster im Besitz der Schleswig-Holsteinischen Ritterschaft, die es zu einem Damenstift umwandelte.

■ Klosterhof 5, Tel. 043 42/86 8 29, www.klosterpreetz.de; die Klosterkirche darf nur im Rahmen einer Führung besichtigt werden (in den Sommermonaten tgl. 15 Uhr)

Schustergang

| Straße |

Mehr als 100 Fliesen mit Schusterjungen-Motiv weisen den Weg zum Preetzer Schustergang. Dieser führt zwischen Kloster und Stadtkirche entlang historischer Fachwerkhäuser über kopfsteingepflasterte Gassen zu den Wirkungsstätten der früheren Zünfte. Ein Riesenholzpantoffel (Schuhgröße 459!) und die Skulptur eines Schusters erinnern an die alte Tradition.

■ Führungen dazu und zu anderen Themen über den Verein für Wirtschafts- und Tourismusförderung, siehe Info S. 55

Einkaufen

In der **Holzschuhmacherei Hamann**, einem der letzten Betriebe seiner Art in Norddeutschland, wird in fünfter Generation der Preetzer Holzschuh von Hand gefertigt. Neben den Standard-Pantoffeln gibt es auch Stiefel und Sandalen. ■ Wakendorfer Str. 17, Tel.

04342/81217, www.preetzer-holzschuhe.de, Mo–Sa 9–13 Uhr

Sport

Kanu-/Kajaktour Auf der Schwentine taucht man sein Paddel in ein slawisches Heiligtum: Der Name des Flusses, im Mittelalter die Grenze zwischen Sachsen und den slawischen Wagriern, bedeutet »die Heilige«. Doch als Fluss wird die Schwentine kaum wahrgenommen, denn das 63 km lange Gewässer durchfließt 17 Seen, von der Quelle am Bungsberg bis zur Kieler Förde. Die ganze Strecke schaffen sportliche Paddler in drei Tagen. Der Abschnitt zwischen Preetz und Raisdorf ist am reizvollsten, wegen der besonders urwüchsigen Natur mit Eisvogel, Seeadler & Co. ■ Verleih: Schwentine Erlebnistouren Preetz, Kahlbrock 25a, Tel. 04342/309549, www.kanucenterpreetz-ploen.de, Kajakmiete pro Person/Tag inkl. Ausrüstung 32 €

17 Selenter See

Verträumte Idylle am zweitgrößten Binnengewässer Schleswig-Holsteins

Information

■ Touristinformation Hohwachter Bucht, Berliner Platz 1, 24321 Hohwacht, Tel. 04381/90550, www.hohwachterbucht.de

Der Selenter See ist nicht nur für seinen Fischreichtum bekannt – u.a. schwimmen hier Aale, Barsche, Hechte, Maränen und Plötze –, sondern auch für die idyllischen Badestellen in einer ländlich geprägten, stillen Landschaft. Der kleine Ort Selent mit etwa 1400 Einwohnern liegt am Südufer des Sees.

Sehenswert

St. Servatius

| Kirche |

Der im Jahr 1197 erstmals schriftlich erwähnte Backsteinbau beeindruckt mit einem gotischen Gewölbe und einem holzgeschnitzten Flügelaltar aus dem 15. Jh. Eine aktive Kirchengemeinde füllt dieses Bauwerk mit Leben, mit Konzerten im Sommer und beispielsweise auch einem Motorradgottesdienst.

■ Dorfplatz 8, Tel. 04384/760, www.kirche-selent.de

Cafés

Badehaus café&küche&so Sehr sympathische Einrichtung an einer wunderschönen Badestelle mit Holzsteg am Selenter See. Serviert werden mit viel Liebe handgemachte frische Snacks und selbstgebackene Kuchen. Mit Spielplatz, großer Wiese und herrlichem Blick auf den See. ■ Fellhusen/Strand, Selenter See, Mo, Di, Fr 13–19, Sa u. So 11–19 Uhr (Mi, Do Ruhetag), badehaus-cafekucheso.business.site

18 Panker

Sanft gewelltes Land mit viel Wald und schönen Erhebungen

Information

■ Touristinformation Hohwachter Bucht, siehe S. 57, www.panker.de, www.ostseeurlaub-panker.de

Auch der Name der Gemeinde Panker, 1433 als »Pankuren« erstmals erwähnt, ist slawischen Ursprungs. Die heutige Gemeinde garantiert dem Reisenden Ruhe und Entspannung vom Alltagstrubel und lädt dazu ein, zu Fuß oder mit dem Rad durch Wald und Flur zu wandern – besonders schön im Frühjahr, wenn sich der blühende Raps gelb strahlend unter dem blauen Himmel wiegt, aber auch später, wenn sich auf den weiten Flächen von Buchenwäldern begrenzte Kornfelder erstrecken.

Sehenswert

Gut Panker

| Gutsgemeinschaft |

10 *Eine gelungene Begegnung von Historie und Moderne*

Was zunächst wie ein Museumsdorf aus dem 15. Jh. anmutet, entpuppt sich bei näherem Hinsehen als charmant moderne Nutzung einer historischen Stätte. In den alten Gemäuern laden die Shops ortsansässiger Designer, Floristen und Textilkünstler zum Bummeln und Schauen ein, während auf der Koppel die weltbekannten Trakehner friedlich grasen – wohl die älteste Pferderasse Deutschlands. Auf dem hiesigen Gestüt werden sie von der Familie von Hessen gezüchtet, die im prächtigen weißen Herrenhaus wohnt. Nicht weit von hier thront auf dem 128 m hohen Pielsberg der Hessenstein, ein im Jahr 1841 aus Backstein erbauter Aussichtsturm, von dem man ein herrliches Rundumpanorama genießt.

■ www.gutpanker.de

Restaurants

€€€ | Restaurant 1797 Erstklassig essen im historischen Ambiente: Das Gourmetrestaurant im Gut Panker ist bis weit über die Landesgrenzen berühmt – die fantastische Küchenkunst von Volker M. Fuhrwerk wurde mit einem Michelin-Stern ausgezeichnet. Untergebracht ist es im einstigen Jagdzimmer (für den kleineren Geldbeutel gibt es im selben Haus auch noch die Ole Liese Wirtschaft). Reservierung empfohlen. ■ Restaurant auf Gut Panker, Tel. 04381/90690, www.ole-liese.de, April–Okt. Mi–Sa ab 18.30 Uhr

Gut Panker: Kunst, Kultur und Genuss in schönster, ländlich kultivierter Umgebung

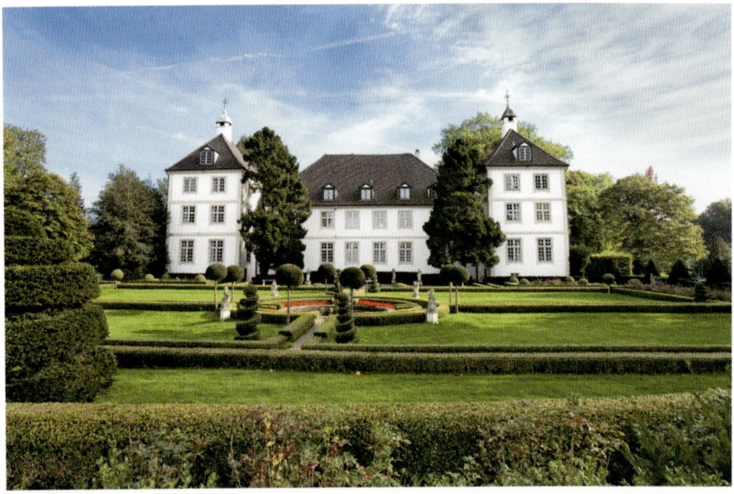

19 Schönberg in Holstein

Mildes Meeresklima, feiner Sandstrand und eine liebliche Ostsee

Information

■ Tourist-Service Ostseebad Schönberg, Käptn's Gang 1, 24217 Schönberger Strand, Tel. 04344/41410, www.schoenberg.de

Die einst zum Kloster Preetz gehörenden Ländereien zwischen Schönberg und Lütjenberg werden Probstei genannt – nach der kirchlichen Amtsbezeichnung (Probst). Dem auch für die Gerichtsbarkeit verantwortlichen Kloster verdankte die Region ihren Sonderstatus als freies Bauernland. Statt Leibeigenschaft zu ertragen, mussten die Bauern der Probstei nur einen maßvollen Pflichtanteil an das Kloster abgeben und konnten den Rest des überaus ertragreichen Ackerlandes für sich selbst bewirtschaften. Zwischen den Jahren 1245 und 1250 gründete Probst Friedrich, der Vorsteher des Klosters Preetz, den Ort Sconeberg, was »schöner Berg« bedeutet, bis heute einer der Hauptorte der Probstei. Dessen hübsches Ortsbild wurde nach einem verheerenden Brand im 18. Jh. neu erbaut. Eine schöne Seebrücke wertet die etwas gesichtslos wirkende Strandpromenade auf.

Sehenswert

Probsteimuseum

| Museum |

Auf den Spuren von Bauern, Mägden und Knechten erfährt man hier in einer gut restaurierten, von Bauerngarten und Grünanlagen umgebenen Hofanlage viel Wissenswertes über die damalige Lebens- und Arbeitswelt in der Probstei. Reiches Veranstaltungsprogramm in der Saison (auch für Kinder), u.a. mit Brotbacken, Märkten. Zudem werden historische Spaziergänge und Radtouren angeboten.

■ Ostseestraße 8–10, Tel. 04344/3174, www.probstei-museum.de, in der Hauptsaison (Mai–Okt.) Di, Mi, Fr–So 14–17, Do 10–12 u. 14–17 Uhr, Mitte März–April nur Sa u So 14–17, 1.–25. Nov. nur So 14–17 Uhr, 3 €, erm. 2 €, Kinder ab 6 J. 1 €

Museumsbahnhof

| Museum |

Am zum Museumsbahnhof umgestalteten Endpunkt der alten Eisenbahnstrecke in Schönberg-Strand findet man neben historischen Eisenbahnen im Dampf- und Dieselbetrieb die einzige noch in Betrieb befindliche historische Straßenbahnstrecke der Republik.

■ Am Schierbek 1, Tel. 04344/2323, www.vvm-museumsbahn.de, Mai–Okt. jeden Sa u. So mind. 5 x tgl. Sonderfahrten in historischen Kleinzügen

Restaurants

€ | **Fischer Kruse** Fischbrötchen auf die Hand und lecker Backfisch direkt hinterm Deich. ■ Promenade 1b, Schönberger Strand, Tel. 04344/6653, www.fischer-kruse.de, tgl. 10–18 Uhr

Cafés

Omas Kaffeestuuv In einer historischen Fischerkate aus dem 17. Jh. werden Torten nach uralten Rezepten kreiert. Außerdem munden hier auch Pfannkuchen, Waffeln und kleine Warmspeisen vorzüglich. ■ Promenade 15, Tel. 04344/415102, www.omas-kaffeestuuv.de, tgl. 11–18 Uhr

Übernachten

An der Küste, etwa in Grömitz und Heiligenhafen, schläft man entweder modern-lässig oder höchst luxuriös. Auf dem Land bleibt es meist behaglich-gemütlich in historischen Gemäuern. Hier wie da ist die Bandbreite an Übernachtungsmöglichkeiten groß und lässt viel Spielraum für die individuelle Urlaubsplanung.

Grömitz 42

€€ | **a-ja Resort** Direkt an der Seebrücke gelegen, bietet das Hotel einen wunderschönen Blick auf die Ostsee, geräumige Zimmer und faire Konditionen gemäß dem Konzept der a-ja-Kette: Bezahlt wird ein Grundpreis, alles Weitere nach Bedarf dazugebucht: Frühstück, Spa, Kosmetik etc. ■ Am Strande 35, 23743 Grömitz, Tel. 0800/252737678, www.ajaresorts.de

€€ | **Strandhotel** Direkt an der Strandpromenade gelegen, mit großen, freundlich wirkenden Zimmern, alle mit Balkon oder Terrasse samt Meerblick. Moderne Bäder. ■ Uferstraße 1, 23743 Grömitz, Tel. 04562/225500, www.strandhotel-groemitz-ostsee.de

€€€ | **Seemöwe** Geschmackvolles Vier-Sterne-Hotel in zentraler Lage nahe am Strand. Helle Zimmer, teilweise mit Balkonen und Meerblick. ■ Fischerstraße 3, Tel. 04562/255390, 23743 Grömitz, www.seemöwe.de

Heiligenhafen 44

€ | **Beach Motel** Im Stil der klassischen Motels an der US-amerikanischen Ostküste gestaltet – samt »Ocean Spa« – ist das Ambiente hier angenehm locker. ■ Seebrückenpromenade 3, 23774 Heiligenhafen, Tel. 04362/50030, www.beachmotel-hhf.de

€ | **Bretterbude** Die in unterschiedlichen Hölzern gestaltete Unterkunft liegt direkt an der Strandpromenade. ■ Seebrückenpromenade 4, 23774 Heiligenhafen, Tel. 04362/50040, www.bretterbude.de

Fehmarn 46

€€ | **Fehmarn** Auf dem Bauernhof von Barbara und Peter Haltermann in Bojendorf können Urlauber in Wohnungen und gehobenen Ferienhäusern mit Kamin, Sauna und Außenwhirlpool residieren. Die Ostsee liegt nur einen Katzensprung entfernt. ■ Westküstenstraße 17, 23769 Bojendorf/Fehmarn, Tel. 04372/286, www.haltermann-fehmarn.de

€€ | **Strandhotel Bene** In ruhiger Lage direkt am Strand – geräumig, geschmackvoll. ■ Am Südstrand 17, 23769 Burgtiefe/Fehmarn, Tel. 04371/8653, www.bene-fehmarn.de

Oldenburg in Holstein 48

€€€ | **Weissenhaus Grand Village Resort & Spa** Das ehemalige Landgut eines pommerschen Adelsgeschlechts ist nun eine pompöse Zuflucht mit weitläufigem Spa und dem 2-Sterne-Gourmetrestaurant Courtier. ■ Parkallee 1, 23758 Wangels OT Weissenhaus (ca. 9 km westl. von Oldenburg), Tel. 04382/92620, www.weissenhaus.net

Hohwacht 49

11 **€€ | Genueser Schiff** Das reetgedeckte Ausschlaf-Hotel bietet ein Langschläferfrühstück bis 12.30 Uhr, das im Sommer auf Wunsch sogar direkt am Strandkorb serviert wird. Die Zimmer verteilen sich auf das Schiff und auf das Genueser Landhaus. ■ Seestraße 18, 24321 Hohwacht, Tel. 043 81/75 33, www.genueser-schiff.de

Lütjenburg 50

€ | Hotel Ostseeblick Von den hübschen Zimmern und Suiten genießt man die Aussicht über Stadt und Umgebung. Kleines Schwimmbad im Haus. ■ Am Bismarckturm 3, 24321 Lütjenburg, Tel. 043 81/9 06 50, www.hotel-ostseeblick.de

Malente 51

€ | Hotel Diekseequell Kleines, familiengeführtes Hotel in einem Park am Dieksee mit Innenpool, Sauna und Massage-Angeboten. ■ Diekseepromenade 21, 23714 Bad Malente-Gremsmühlen, Tel. 045 23/880 80, www.diekseequell.de

Eutin 52

€ | Alte Straßenmeisterei Das Hotel logiert in einer ehemaligen Straßenbahnmeisterei am Ortseingang von Eutin, das umliegende Gelände wurde zum Park umgestaltet. 14 Zimmer. Idealer Ausgangspunkt für Wanderungen und Strandausflüge. ■ Lübecker Landstraße 53–55, 23701 Eutin, Tel. 045 21/77 88 10, www.altestrassenmeisterei.de

€€ | Hafenhotel Meereszeiten In perfekter Lage thront das Hotel in Heiligenhafen genau zwischen Yachthafen und Fischereihafen. So sind es nur kurze Wege zum Stadtzentrum oder zum Strand mit Seebrücke. Alle Zimmer und Suiten in heller und moderner Ausstattung bieten einen schönen Blick auf das Wasser. Ein kleiner Wellness-Bereich mit Sauna lädt zum Relaxen ein. ■ Am Yachthafen 2–4, 23774 Heiligenhafen, Tel. 043 62/50 05 00, www.hafenhotel-meereszeiten.de

Plön 54

€ | Hotel Seeufer Kleine Jugendstil-Villa in Top-Lage direkt am Kleinen Plöner See. Ruhig, familiär. Es gibt auch ein Ferienhaus für zwei Personen. ■ Prinzenstraße 9, 24306 Plön, Tel. 045 22/20 15, www.hotel-seeufer.de

Panker 57

€€–€€€ | Hotel & Restaurant Ole Liese Ziemlich genau in der Mitte von Gut Panker befindet sich die Ole Liese, ein sehr behagliches Hotel, in dem die 21 Zimmer keine Nummern haben, sondern nach Rebsorten wie Chablis oder Malbec benannt und in einem angenehm edlen Landhausstil gehalten sind. ■ 24321 Panker, Tel. 043 81/906 90, www.ole-liese.de

Schönberg in Holstein 59

€€ | Fischerwiege Idyllisches Landhotel mitten in der Probstei in einem 180 Jahre alten Reetdachhaus mit Blick auf den Passader See. ■ An de Laak 11, 24253 Passade (ca. 5 km südl. von Schönberg), Tel. 043 44/413 86 16, www.fischerwiege-passade.de

Von der Kieler Förde bis zum Schwansener See

Große Pötte und ein weiter Horizont: eine Halbinsel voller Entdeckungen – von steinzeitlichen Gräbern bis zu wegweisender Kunst

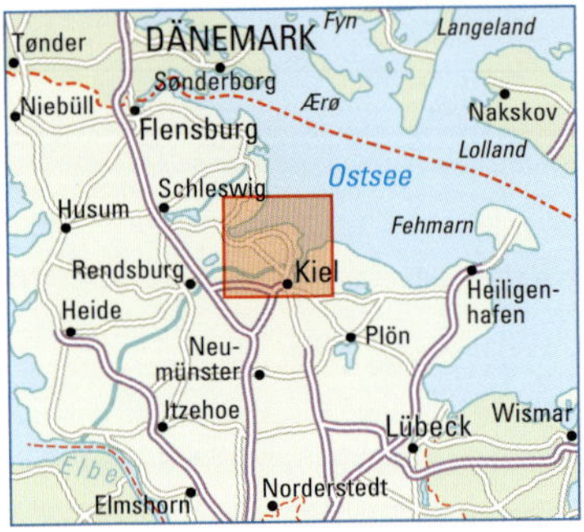

Pötte kucken, durch die Altstadt bummeln, ungewöhnliche Cafés entdecken: Kiel bietet alle Annehmlichkeiten einer Großstadt und doch ist der nächste Strand nie weit entfernt. Je weiter man westlich vordringt, desto einsamer wird es. Schwansen ist grün und fruchtbar. Das weite, hügelige Land mit den verstreuten Landgütern verspricht Freiheit und Entspannung. Wilde Naturstrände laden zu stundenlangen Spaziergängen ein, während weiter südlich nahe dem Nord-Ostsee-Kanal wieder die Zivilisation lockt.

In diesem Kapitel:

ADAC Empfehlungen:

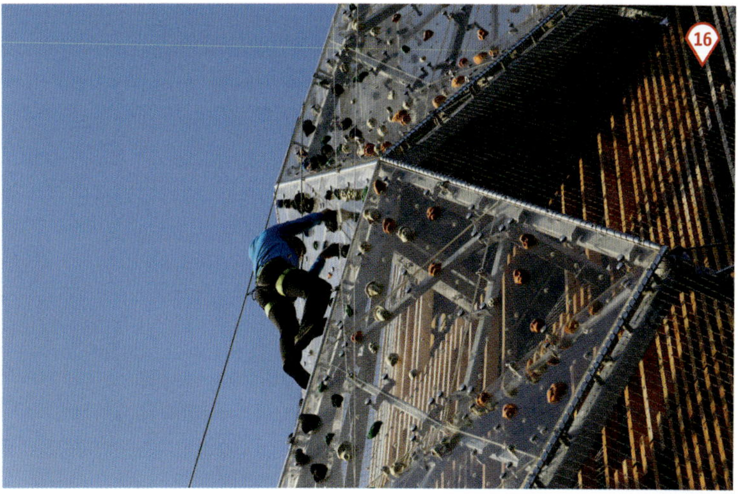
16

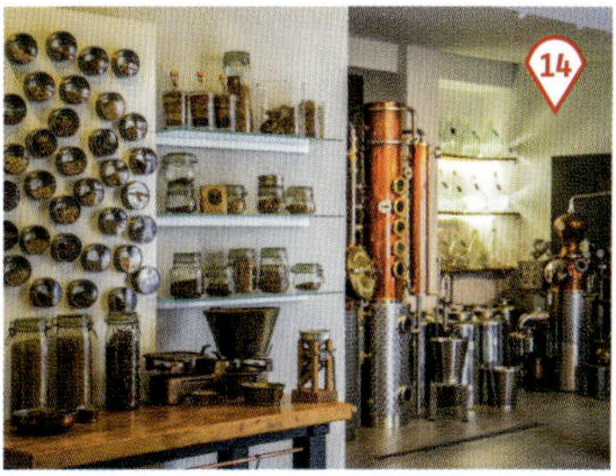
14

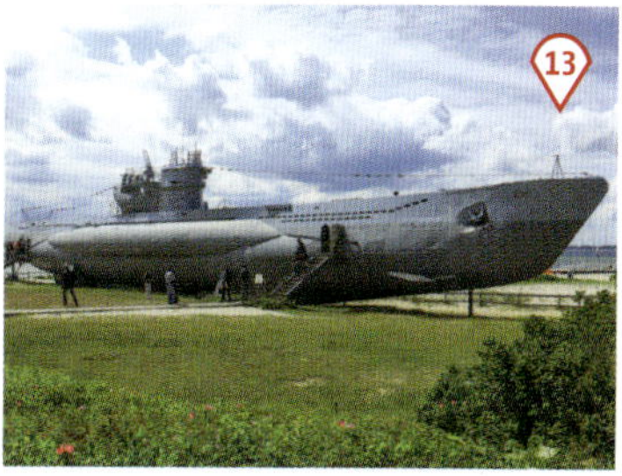
13

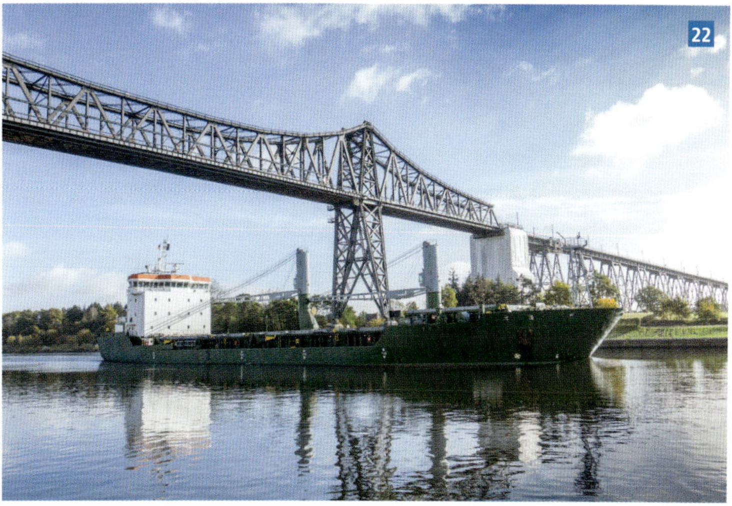
22

20 Kiel

Landeshauptstadt und Herz der Förde zugleich

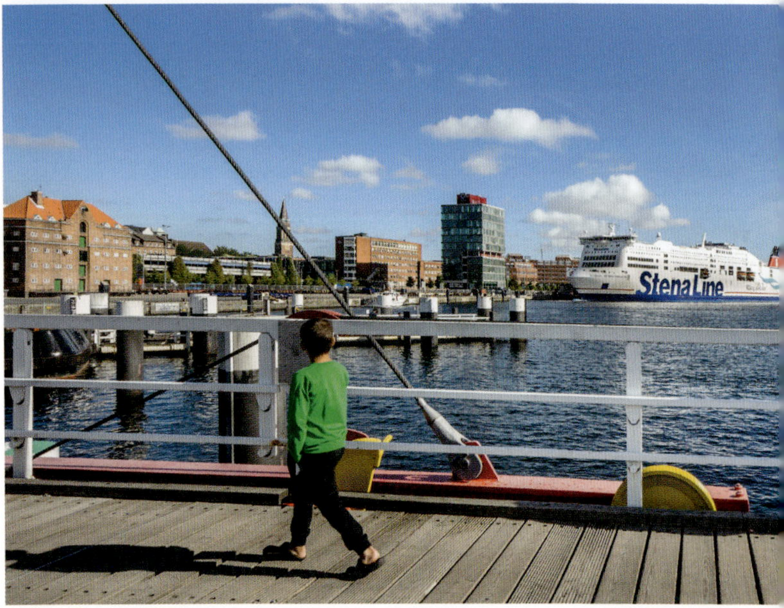

Blick von der Hörnbrücke: Die Kieler Förde ist noch ein Relikt der letzten Eiszeit

i Information

- Tourist-Information Kiel, Andreas-Gayk-Straße 31, 24103 Kiel, Tel. 0431/679100, www.kiel-sailing-city.de
- Parken: siehe S. 69

Kiel zeigt seinen Reiz oft erst auf den zweiten Blick. Wer die recht verwirrende Verkehrsführung der großen Zufahrtsstraßen durch Tunnel und über Brücken überwunden hat, um glücklich in der Altstadt zu landen, kann dort zu Fuß durchaus charmante Ecken entdecken. Allerdings deutet das heutige Stadtbild mit überwiegend nüchternen Betonbauten der Nachkriegszeit kaum noch darauf hin, dass Kiel bereits im Jahr 1242 als Hafenstadt gegründet wurde. Dank der Lage am Ende der Förde (so die deutsche Bezeichnung des skandinavischen Wortes Fjord) bot der Ort, der zunächst »Holstenstadt tom Kyle« hieß, Schiffen natürlichen Schutz. Zwar gehörte Kiel zur Hanse, die Stadt stand aber stets im Schatten der Mittelalter-Metropole Lübeck. Im Jahr 1665 wurde die Universität gegründet, doch blieb die Stadtresidenz der Herzöge ein Nebenschauplatz der Geschichte, bis die Preußen den Ort 1871 zum Reichskriegshafen ernannten. Die Ausrichtung auf Marine und Kriegsschiffbau war Segen und Fluch zugleich: Sie brachte den Glanz des Kaiserreiches – etwa durch den im Jahr 1895 eröffneten Nord-Ostsee-Kanal – aber auch

Plan
S. 66/67

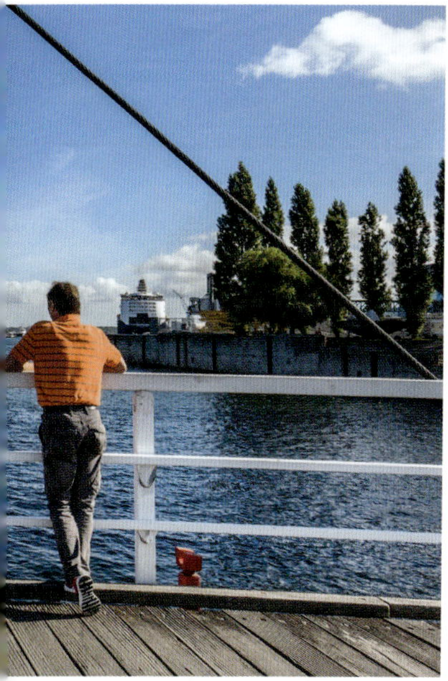

Krieg, Revolution, erneute Aufrüstung während der NS-Diktatur und verheerende Luftangriffe im Zweiten Weltkrieg, die 80 Prozent der Stadt zerstörten. Vom alten Gebäudebestand blieb nicht viel übrig: So trägt die um 1250 begonnene Nikolaikirche heute ein Satteldach, statt des Gewölbes überspannt eine Flachdecke das Kirchenschiff. Auch vom Kieler Schloss blieb nur der Westflügel erhalten. Das moderne Herz der Stadt schlägt am Wasser: Dort liegen die Strandbäder, die Sport- und Jachthäfen, die Traditionswerft HDW (heute ThyssenKrupp Marine Systems) und der Fährhafen. Täglich fahren Schiffe nach Skandinavien und ins Baltikum. In Kiel-Holtenau befinden sich die Schleusen in den Nord-Ostsee-Kanal, die weltweit meistbefahrene künstliche Wasserstraße für Seeschiffe. Im Tirpitzhafen liegt das berühmte Segelschulschiff Gorch Fock. Natürlich ist die Förde ein Paradies für Segler und Wassersportler. Überhaupt – eins ist sicher in Kiel: Natur, Wasser und Strände sind immer nur wenige Minuten entfernt.

Sehenswert

1 Rathaus

| Aussichtspunkt |

Das Rathaus mit seiner schönen Sandsteinfassade wurde in den Jahren 1907 bis 1911 errichtet. Mit seinem 107 m hohen, dem berühmten Campanile in Venedig nachempfundenen Turm, auf dem es auch eine Aussichtsplattform gibt, markiert er das Wahrzeichen der Stadt. Auch das Stadtarchiv wurde in diesem Turm untergebracht.

■ www.kiel.de

ADAC Mobil

Wer Kiel etwas ausführlicher erkunden möchte, greift am besten auf die modernen Busse der **KVG (Kieler Verkehrsgesellschaft mbH)** zurück. Eine Tageskarte kostet 7,80 €. Für Familien mit Kindern lohnt sich die Kleingruppenkarte für bis zu fünf Personen (Mo–Fr ab 9.00 Uhr) für 14 €.

Der interaktive Liniennetzplan unter www.netzplan-kiel.de informiert über die Busse, Bahnen und Fährlinien in Kiel und Umgebung.

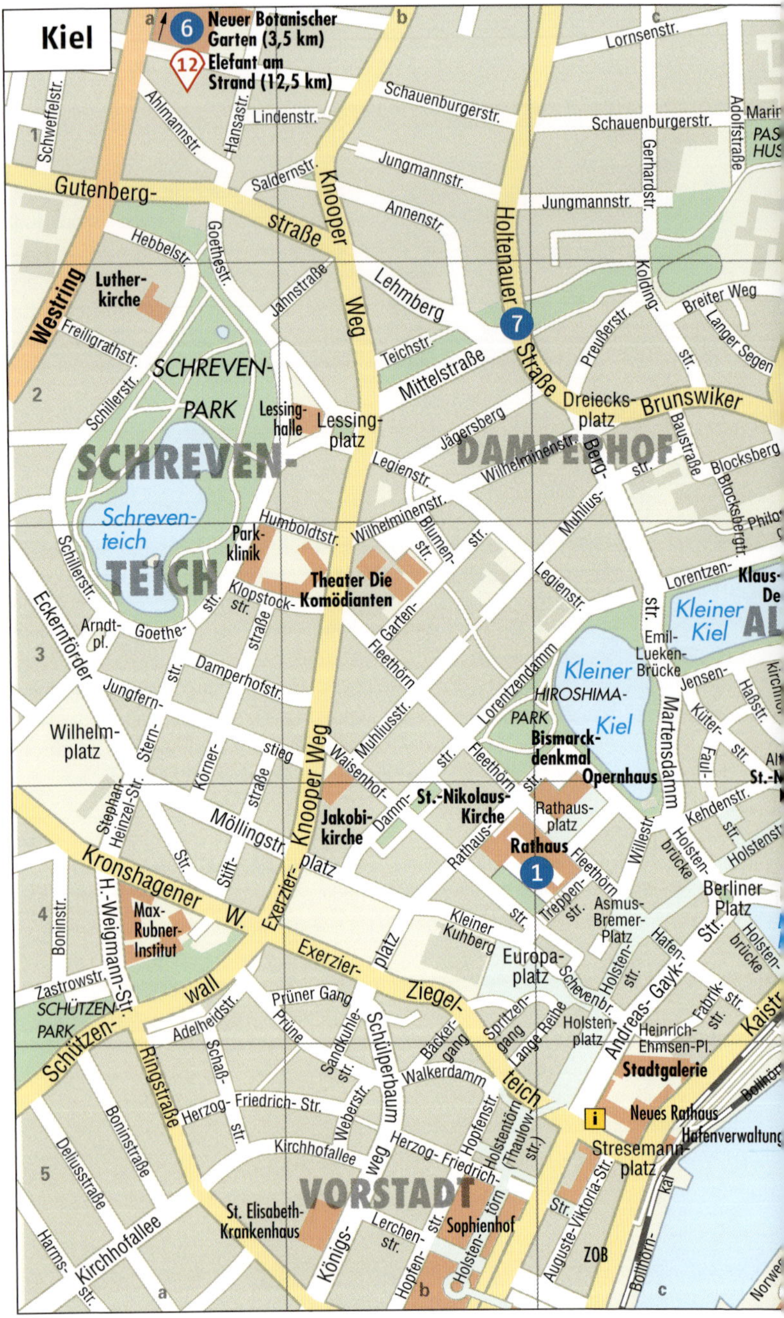
Kiel
a
b
c
1
2
3
4
5
6 Neuer Botanischer Garten (3,5 km)
12 Elefant am Strand (12,5 km)
Lornsenstr.
Schauenburgerstr.
Schauenburgerstr.
Adolfstraße
Lindenstr.
Ahlmannstr.
Hansastr.
Schweffelstr.
Gutenberg-
straße
Saldernstr.
Jungmannstr.
Jungmannstr.
Gerhardstr.
Knooper Weg
Holtenauer Straße
Annenstr.
Hebbelstr.
Goethestr.
Westring
Lutherkirche
Jahnstraße
Lehmberg
Kolding-str.
Breiter Weg
Langer Segen
Preußerstr.
7
Freiligrathstr.
SCHREVENPARK
Teichstr.
Mittelstraße
Schillerstr.
Lessinghalle
Lessingplatz
Dreiecksplatz
Brunswiker
SCHREVENTEICH
DAMPERHOF
Jägersberg
Wilhelminenstr.
Berg-str.
Baustraße
Blocksberg
Legienstr.
Schreventeich
Humboldtstr.
Parkklinik
Wilhelminenstr.
Blumenstr.
Muhliusstr.
Blocksbergtr.
Schillerstr.
Theater Die Komödianten
Klopstockstr.
Legienstr.
Lorentzen-str.
Kleiner Kiel
Eckernförder
Arndtpl.
Goethestr.
Gartenstr.
Emil-Lueken-Brücke
Fleethörn
Lorentzendamm
Kleiner Kiel
Jungfernstieg
Dampferhofstr.
Klopstockstraße
HIROSHIMA-PARK
Jensenstr.
Haßstr.
Küterstr.
Wilhelmplatz
Sternstr.
Körnerstraße
Muhliusstr.
Waisenhofstr.
Fleethörn
Bismarckdenkmal
Martensdamm
Faulstr.
Opernhaus
Stephan-Heinzel-Str.
Damm
St.-Nikolaus-Kirche
Rathausplatz
Kehdenstr.
Möllingstr.
Jakobikirche
Rathaus
Willestr.
Holstenbrücke
Stiftstr.
Exerzierplatz
Rathausstr.
Fleethörn
Kronshagener W.
H.-Weigmann-Str.
Max-Rubner-Institut
Treppenstr.
Asmus-Bremer-Platz
Berliner Platz
Boninstr.
Kleiner Kuhberg
Europaplatz
Hafenstr.
Holstenbrücke
Exerzier-
Ziegelteich
Schevenbr.
Holstenstr.
Andreas-Gayk-Str.
Fabrikstr.
Kaistr.
Zastrowstr.
SCHÜTZENPARK
Schützenwall
Adelheidstr.
Prüner Gang
Prüne
Sandkuhlestr.
Schülperbaum
Bäckergang
Spritzengang
Lange Reihe
Holstenplatz
Heinrich-Ehmsen-Pl.
Schaßstr.
Ringstraße
Walkerdamm
Stadtgalerie
Herzog-Friedrich-Str.
Weberstr.
Hopfenstr.
Holstentörn (Thaulowstr.)
Neues Rathaus
Hafenverwaltung
Boninstraße
Kirchhofallee
Herzog-Friedrich-
Stresemannplatz
Deliusstraße
VORSTADT
Auguste-Viktoria-Str.
Kai
St. Elisabeth-Krankenhaus
Sophienhof
Lerchenstr.
Königsweg
Hopfenstr.
Holstentörn
ZOB
Harmsstr.
Kirchhofallee
Bollhörnkai

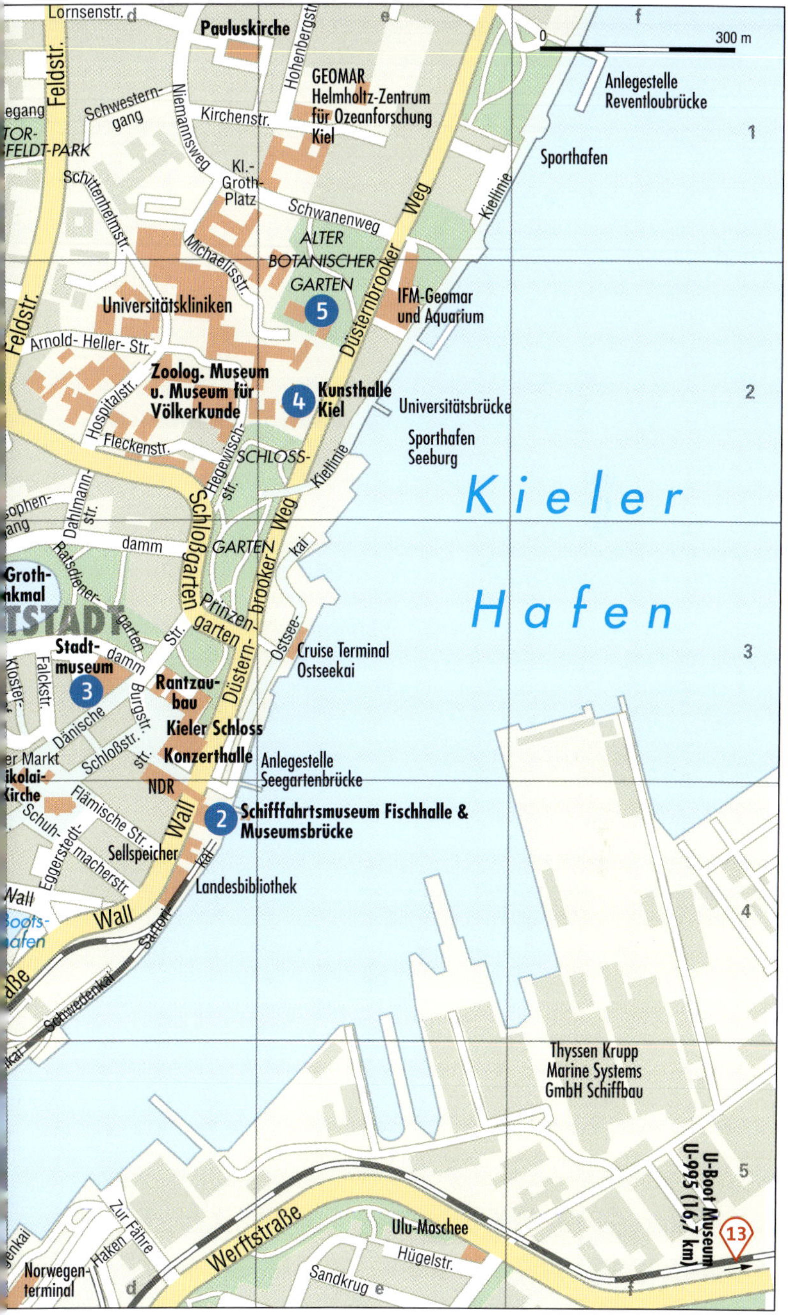
Pauluskirche
GEOMAR Helmholtz-Zentrum für Ozeanforschung Kiel
Anlegestelle Reventloubrücke
Sporthafen
Universitätskliniken
ALTER BOTANISCHER GARTEN
5
IFM-Geomar und Aquarium
Zoolog. Museum u. Museum für Völkerkunde
4
Kunsthalle Kiel
Universitätsbrücke
Sporthafen Seeburg
Kieler Hafen
SCHLOSS-GARTEN
Cruise Terminal Ostseekai
Stadt-museum
3
Rantzau-bau
Kieler Schloss
Konzerthalle
Anlegestelle Seegartenbrücke
NDR
2
Schifffahrtsmuseum Fischhalle & Museumsbrücke
Sellspeicher
Landesbibliothek
Thyssen Krupp Marine Systems GmbH Schiffbau
U-Boot Museum U-995 (16,7 km)
13
Ulu-Moschee
Norwegen-terminal
Feldstr.
Lornsenstr.
Schwestern-gang
Kirchenstr.
Niemannsweg
Hohenbergstr.
Kl.-Groth-Platz
Schwanenweg
Düsternbrooker Weg
Kiellinie
Michaelisstr.
Schittenhelmstr.
Arnold-Heller-Str.
Hospitalstr.
Fleckenstr.
Hegewisch-str.
Schloßgarten
Dahlmann-str.
Ratsdiener-garten
Prinzen-garten
Ostseekai
Falckstr.
Burgstr.
Dänische Str.
Schloßstr.
Flämische Str.
Schuh-macherstr.
Eggerstedt-str.
Wall
Sartori-kai
Schwedenkai
Werftstraße
Zur Fähre
Haken
Hügelstr.
Sandkrug
300 m

Plan S. 66/67

ADAC Mittendrin

Auf Borowskis Spuren: Die Tatort-Folgen aus Kiel mit Hauptkommissar Klaus Borowski alias Axel Milberg garantieren seit Jahren feinste Krimispannung. Auf einer Radtour mit einem versierten Stadtführer folgt man den Schauplätzen: Wo geschah ein Mord, wo isst der Kommissar ein Fischbrötchen? So entdeckt man schöne und absurde Ecken der Tatort- Stadt: vom Leichenfund auf dem Fördedampfer, Verhören am Tiessenkai bis zur Verfolgungsjagd auf der Holtenauer Hochbrücke.

Buchung über Touristinformation (siehe S. 64), Dauer ca. 5,5 Stunden, 24,50 € p. P. inkl. Kaffee und Kuchen

2 Schifffahrtsmuseum Fischhalle

| Museum |

In der ehemaligen städtischen Fischauktionshalle von 1910 gibt es Schiffsmodelle und Originalboote, Gemälde, nautische Geräte und Exponate der vergangenen 200 Jahre zu sehen, die die Schifffahrtsgeschichte Kiels modern erzählen, u.a. mit interaktiven Touchscreens. Auch die Museumsbrücke am Seegarten gehört dazu. In der Sommersaison können hier drei Oldtimer-Schiffe besichtigt werden: das SeenotrettungsbootHindenburg, das Feuerlöschboot Kiel und der Tonnenleger Bussard von 1906. Einen zweiten Blick wert ist auch das schmucke Holzhaus direkt auf der Museumsbrücke: Die historische Brausebude diente in den 1890er-Jahren als Schankhalle am Fähranleger. Wer neugierig auf noch mehr maritime Geschichte ist, sollte das Depot des Kieler Stadt- und Schifffahrtsmuseums besuchen: Im Wissenschaftspark nahe am Universitätsgelände sind rund 45000 Exponate eingelagert, vom Matrosenanzug über die Closettbürste bis zur Gallionsfigur. Hier finden regelmäßig Tage der offenen Tür mit Führungen bei freiem Eintritt statt.

■ Wissenschaftspark: Kuhnkestraße 6, Tel. 0431/2609140, www.wissenschaftspark-kiel.de

■ Museum: Wall 65, Tel. 0431/9013425, www.kiel.de, Di–So 10–18, Do bis 20 Uhr, 3 €, Kinder und Jugendliche bis 18 J. frei

3 Stadtmuseum Warleberger Hof

| Museum |

Klein und fein: Im ältesten noch erhaltenen Adelshaus von Kiel aus dem frühen 17. Jh. befindet sich das Stadtmuseum. Schon allein das Gebäude mit dem originalen Sandsteinportal ist sehenswert. Innen werden auf drei Etagen wechselnde Ausstellungen zu stadt- und kulturgeschichtlichen Themen des 19. und 20. Jh. sowie Grafiken und Kunsthandwerk liebevoll präsentiert. Unbedingt auch den Gewölbekeller beachten!

■ Dänische Straße 19, Tel. 0431/9013425, www.kiel-museum.de, Mitte Okt.–Mitte April Di–So 10–17, übrige Monate Di, Mi, Fr–So 10–18, Do bis 20 Uhr, 1 €

4 Kunsthalle Kiel

| Museum |

Einen Spaziergang entlang der Promenade am Westufer der Förde kann man mit einem Besuch der Kunsthalle krönen, dem größten Museum der Stadt. Gezeigt werden Werke von der Dürerzeit bis zur Gegenwart: Gemälde, Grafiken, Skulpturen, Fotografien, Videokunst. Einen Sammlungsschwerpunkt bilden die Russischen Wandermaler des 19. Jh. sowie deutsche Expressionisten und Künstler der Neuen Sachlichkeit. Die Antikensammlung im Erdgeschoss gilt als eine der größten in Deutschland.

■ Düsternbrooker Weg 1, Tel. 04 31/ 880 57 56, www.kunsthalle-kiel.de, Di–So 10–18, Mi 10–20 Uhr, 7 €, erm. 4 €

5 Alter Botanischer Garten

| Park |

Zum Durchatmen: Für eine Pause bei der Besichtigung der Stadt bietet sich der im Jahr 1884 eröffnete Alte Botanische Garten an, herrlich gelegen an der Außenförde. Neben altem Gehölzbestand kann man über 280 Arten krautige Flora, verwunschene Teiche, Wiesenbereiche sowie Staudenbeete bewundern, die im Sommer verführerisch duften. Am höchsten Punkt des Gartens ermöglicht ein Aussichtspavillon einen schönen Blick über den Garten und die Kieler Förde.

■ Schwanenweg 14, www.alter-botanischer-garten-kiel.de

6 Neuer Botanischer Garten

| Botanischer Garten |

Auch der auf dem Gelände der Christian-Albrechts-Universität gelegene (neue) Botanische Garten lohnt einen Besuch speziell der Gewächse aus allen Kontinenten in den Schaugewächshäusern und in der Außenanlage.

■ Am Botanischen Garten 1–9, www.uni-kiel.de/nickol/botgar.html, tgl. ab 9 Uhr geöffnet, die Schaugewächshäuser schließen im Nov.–Jan. um 14.45, im Feb. um 15.30, im März u. Okt. um 16.30 sowie April–Sept. um 17.30 Uhr, Eintritt frei

7 Holtenauer Straße

| Einkaufsmeile |

Die Holtenauer Straße zieht sich von der Innenstadt bis in die Wik zum Nord-Ostsee-Kanal und ist eine der besten Meilen zum Bummeln in der Stadt: rund 1500 m lang, mit einladenden Geschäften, Bars und Cafés.

■ www.die-holtenauer.de

Verkehrsmittel

Die **Schlepp- und Fährgesellschaft Kiel fährt** mehrmals täglich ab Kieler Bahnhofsbrücke über Falckenstein bis nach Laboe und zurück. ■ Tel. 04 31/594 12 60, www.sfk-kiel.de, Plan S. 66/67 südl. b5

Parken

Wer die teuren Parkhäuser am Hafen wie in der Altstadt vermeiden möchte und nicht vor einem Fußmarsch zurückschreckt, der kann das Auto auch gratis am Wilhelmplatz in der Innenstadt abstellen – so dort nicht gerade Märkte oder Veranstaltungen stattfinden. Von hier aus sind es dann nur noch etwa 2 km bis zu der Kunsthalle.

■ günstig am Wilhelmplatz, Plan S. 66/67 a3; alternativ im Parkhaus Altstadt, Flämische Straße 15, Tel. 043/99 04 16 91, tgl. 7–22 Uhr, 1,70 € je angefangene Stunde

Cafés

12 **Elefant am Strand** Lässiges Café mit herrlichem Ausblick auf Möwen, Schiffe, Wolken. Es gibt hausgemachte Kuchen und Quiches. ■ Falckensteiner Strand 81, Tel. 04 31/53 03 81 43, www.elefant-am-strand.de, Mi–Fr 11–18, Sa u. So 10–18 Uhr, Plan S. 66/67 nördl. f1

Längengrad Beste Aussichten: Von der Dachterrasse auf dem Deck 4 des Schwedenkais lässt sich das Ein- und Auslaufen der großen Pötte hervorragend beobachten. Das unkomplizierte Café mit internationaler Küche von Ta-

Im Blickpunkt

Kieler Woche – das größte Segelevent der Welt

Immer in der letzten vollen Juniwoche wird es rappelvoll in der Stadt. Viele Stadtbewohner flüchten einfach, wenn rund 3 Mio. Gäste zur Kieler Woche anrücken, das größte Segelevent der Welt, wie die Organisatoren selbst werben. Mehr als 100 Groß- und Traditionssegler, historische Dampfschiffe, Marineschiffe, Windjammer, Laser-Jollen oder Hightech-Skiffs spicken die Förde: Die Zuschauer fiebern mit bei Regatten oder bestaunen das Können von Olympiasiegern und Weltmeistern. Gefeiert wird nicht nur entlang des Wassers, sondern in der gesamten Stadt mit mehreren Bühnen für Live-Konzerte, ungezählten Fischbrötchen-Buden, Kinderprogramm auf der Spiellinie oder dem Internationalen Markt auf dem Rathausplatz. Sogar der Himmel bekommt bunte Tupfen, wenn zur »Internationalen Balloon Sail« Unmengen von Heißluftballonen nach oben schweben. Bei dieser Volksfest-Stimmung tritt fast in den Hintergrund, worum es bei der Kieler Woche eigentlich geht: um die Leidenschaft am Segeln. Angefangen hatte alles im Jahr 1882, als 20 Jachten zur ersten Segelregatta vor Düsternbrook ausliefen. Wegen des Erfolgs wurde die Regatta gleich im Jahr darauf wiederholt. Recht zügig entwickelte sich die Veranstaltung zu einem glanzvollen Großereignis, das schon damals internationales Publikum anzog, zumal auch Kaiser Wilhelm II. regelmäßig anwesend war. So wurde 1895 im Rahmen der Kieler Woche der Kaiser-Wilhelm-Kanal feierlich eröffnet. Seit den 1920er-Jahren hat sich die Kieler Woche dann mehr zu einem Fest für alle entwickelt. Höhepunkt der Woche: die große Windjammer-Parade am letzten Samstag der Festwoche mit einem abendlichen Feuerwerk. Die beste Sicht auf das Geschehen hat man an der Kiellinie, am Leuchtturm in Holtenau, am Falckensteiner Strand, auf dem Kieler Ostufer, in Mönkeberg, Kitzeberg oder Möltenort.

www.kieler-woche.de

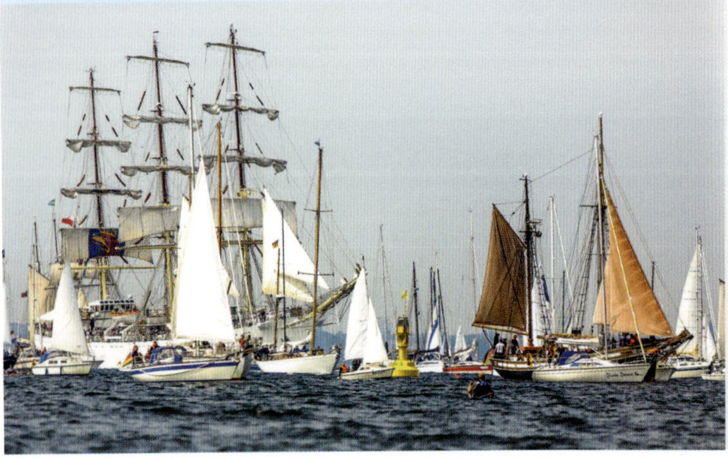

pas bis Rumpsteak ist zugleich Restaurant, Bar oder Sonnendeck, je nach Stimmung und Tageszeit. ■ Schwedenkai 1, Tel. 0431/99048777, www.laengengrad-kiel.de, Mo–Do 12–24, Fr 12–1, Sa 17–1 Uhr, Plan S. 66/67 d4

Resonanz Eines der angesagtesten Frühstücks-Cafés der Stadt. Neben den originellen Speisen überzeugt auch die Location: Hier hängen Teekessel von der aus alten Türen gestalteten Decke, die Toilette erreicht man durch einen Schrank. Ein Mix aus Märchenwald, Vintage-Tempel und 1001 Nacht. ■ Mittelstr. 23, Tel. 0431/53031014, Di–So 9–20 Uhr, Plan S. 66/67 b2

Restaurants

€ | Der alte Mann Das Restaurant direkt am Schifffahrtsmuseum mit Meerblick bietet deftige, meist aus regionalen Produkten kreierte Gerichte. ■ Wall 65, Tel. 0431/90884208, www.deraltemann-kiel.de, Di–So 10–18, Do 10–20, Fr 10–22 Uhr (Fish'n'Chips-Special), Plan S. 66/67 d4

€€ | Ann Innovative japanische und koreanische Speisen sowie Sushi-Menüs. Mit einem Koch aus Korea und einem Sushi-Meister aus Japan. ■ Holtenauer Str. 158, Tel. 0431/39478 63, www.ann-finefood.com, Mo–Fr 12–15 u. 18–22, Sa nur 18–22 Uhr, Plan S. 66/67 nördl. c1

€€ | Mamajun Schöne Atmosphäre mit hohen Decken, polierten Holztischen und klassischem Gestühl. Ein stylisches Restaurant mit kleiner, feiner Karte. Auch das dazugehörige Café Hilda gegenüber ist empfehlenswert. ■ Jägersberg 6, Tel. 0431/97993135, www.mamajun-restaurant.de, Plan S. 66/67 b2

€€€ | Ahlmanns Sterne-Restaurant mit moderner, kreativer Küche in historischem Ambiente – die Top-Adresse in der Landeshauptstadt. ■ Niemannsweg 102 (im Hotel Kieler Kaufmann), Tel. 0431/8811150, www.kieler-kaufmann.de, ab 18.30 Uhr, Plan S. 66/67 nördl. e1

Events

Die **Kieler Woche** (siehe »Im Blickpunkt«, linke Seite) lockt jährlich im Juni Hunderttausende Sportler und Gäste aus dem In- und Ausland in die schleswig-holsteinische Landeshauptstadt.

Erlebnisse

Hop-on hop-off-Sightseeing Tour Auf ganz bequeme Art die Stadt entdecken: Der knallrote Doppeldeckerbus mit offenem Dach fährt zwischen Mai und Oktober täglich seine Rundtour durch Kiel. Elf Sehenswürdigkeiten liegen auf der Route. Gestartet wird am Schwedenkai alle 60 Minuten. Zwischen 9. 30 und 15.30 Uhr kann man so oft aus- und wieder einsteigen, wie man das möchte. ■ www.city-sightseeing.com, 20 €, Plan S. 66/67 d4

ADAC Mobil

Die Region von der Wasserseite aus erkunden: Für Nostalgiker fährt der **Raddampfer Freya** fast ganzjährig auf der Kanalstrecke von Kiel nach Rendsburg und zurück. Preisbeispiel: ab Rendsburg (Kreishafen) bis Kiel (Bahnhofskai) für 37 €. Als weiteres Schiff setzt die Reederei Adler-Schiffe die **MS Adler-Princess** mit Heimathafen Rendsburg ein. Ein besonderes Erlebnis mit dem modern ausgestatteten Schiff ist der **Tagestörn Rendsburg-Hamburg** auf dem Nord-Ostsee-Kanal und der Elbe.
www.adler-schiffe.de

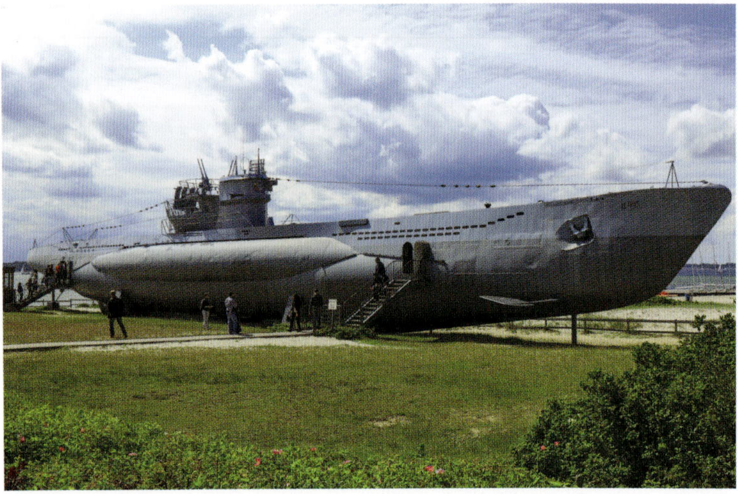

Fast 10 Mio. Besucher haben das Technik-Museum U 995 schon besichtigt

Hafenrundfahrt Kiel vom Wasser aus: Rund 2 Std. dauert die Hafenrundfahrt entlang der Werften, vorbei an der Gorch Fock bis nach Laboe zum U 995 und dem Marine-Ehrenmal. Eine Tour durch Kiels maritime Historie, die der Kapitän spannend und unterhaltsam erzählt. ■ Buchung und Information über Kiel-Marketing e.V., Andreas-Gayk-Straße 31, Tel. 0431/679100, www.kiel-sailing-city.de, gestartet wird Mai–23. Oktober 3 x tgl. (11, 13, 15 Uhr) am Anleger Bahnhofsbrücke, 15 €, Kinder bis 6 J. frei, bis 14 J. 7 €, Plan S. 66/67 südl. c2

ADAC Mittendrin

Walk & Explore Kiel Die Stadt aufs Handy: Was ist heute Abend los in Kiel? Wo bekommt man Sushi? Und welches Museum eignet sich für Kinder? Die App informiert über Events, sehenswerte Orte, empfiehlt Routen und Rundgänge.
Gratis im iTunes App Store sowie via Google Play

Segway-Tour durch Kiel Auf zwei Rädern mit bis zu 20 km/h durch die Stadt, Fahrspaß und Sightseeing zusammen. Die Tourist-Information bietet gemeinsam mit dem Veranstalter SegTours4you diese besondere Stadtführung an. Auf dem futuristischen Elektroroller kann man längere Strecke schaffen, ohne müde Beine zu bekommen. Vorkenntnisse für die Teilnahme sind nicht notwendig. ■ Tourist Information Kiel, Andreas-Gayk-Straße 31, Tel. 0431/679100, www.kiel-sailing-city.de, Plan S. 66/67 c5

In der Umgebung

Laboe

| Ostseebad |

Auf der »Sonnenseite der Kieler Förde« ist man im rund 10 km nördlich der Landeshauptstadt gelegenen Laboe. Zentrum des Ostseebads sind der malerische Jacht- und Fischeiereihafen sowie die moderne Marina. Weithin sichtbar ist das 85 m hohe Marine-Ehrenmal gleich neben dem Museum U 995 (siehe weiter unten). Schön: der wunderbar breite Strand mit flachem Wasser und naturbelassenen Dünen.

■ Tourist Information Ostseebad Laboe, Tel. 043 43/42 75 53, www.laboe.de

U 995

| U-Boot-Museum |

13 *»Das Boot«, aber nicht im Film(studio), sondern ganz real*

Genau genommen handelt es sich um ein U-Boot vom Typ VII C aus dem Jahr 1943, gebaut von Blohm + Voss, das vorwiegend im Nordmeer gegen Geleitzüge, auslaufende Konvois und Sicherungsstreitkräfte eingesetzt wurde. 45 Mann hatten Platz an Bord, aber Platz ist relativ: Wie eng und bedrückend das Leben an Bord gewesen sein muss, kann man beim Besuch des als technisches Museum vor dem Marine-Ehrenmal abgesetzten Originalbootes nachempfinden. Das 85 Meter hohe Ehrenmal kann man ebenfalls besichtigen. Zwei Fahrstühle sind vorhanden.

■ Strandstraße 92, Laboe, Tel. 043 43/ 49 48 49 62, www.deutscher-marinebund.de, Kernöffnungszeit tgl. 10–16 Uhr, 4,50 €, erm. 3,30 €

21 Strande

Ein entspanntes Ostseebad für alle, die es weder zu ruhig noch zu trubelig mögen

i Information

■ Tourist-Information, Strandstraße 12, Tel. 043 49/290, 24229 Strande, www.strande.de

Am westlichen Ufer der Kieler Außenförde, etwa 15 km von Kiel entfernt, liegt das beschauliche Ostseebad Strande mit Jachthafen, Fischersteg,

Im Blickpunkt

Schweinswale in der Ostsee

An klaren, windstillen Tagen kann man sie sehen. Wer auf dem Segelboot oder im Kajak langsam durchs Wasser zieht, kann sie sogar atmen hören. Der Schweinswal ist die einzige Walart, die ganzjährig in den deutschen Gewässern der Nord- und Ostsee lebt. Sie können bis zu 1,90 m groß und 65 kg schwer werden, bis zu 220 m tief tauchen und über 6 Min. lang die Luft anhalten. Außerdem sind sie auch noch flink: bis zu 20 km/h. Schweinswale gelten als sehr scheu. Auch beim Atmen kommen sie nur kurz an die Wasseroberfläche, sodass man nur einen kurzen Blick auf die dreieckige Rückenfinne erhaschen kann. Doch dieser Anblick wird seltener. Die Population ist akut vom Aussterben bedroht. Hauptbedrohung: die Fischerei. Jedes Jahr verenden Hunderte von Tieren, weil sie sich in Stellnetzen verheddern und qualvoll ersticken.

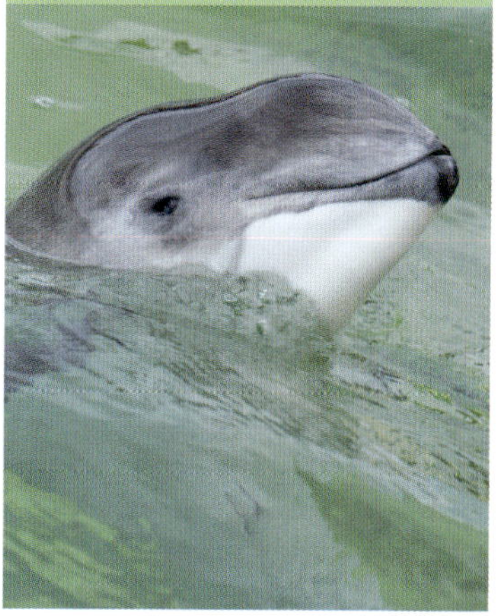

Naturstrand und einer 3 km langen Promenade, die bis zum Bülker Leuchtturm führt, der die äußerste Landzunge markant verziert. 98 Stufen aufwärts, dann hat man von der Plattform in 22 m Höhe einen herrlichen Ausblick auf die offene Ostsee.

Sehenswert

Dänischer Wohld

| Halbinsel |

Strande liegt auf der Halbinsel Dänischer Wohld, deren Name auf das einst im Krongut des Dänischen Königs befindliche Waldgebiet »Isarnho« zwischen Eckernförder Bucht und Kieler Förde zurückgeht. Bis ins 13. Jh. war die nur dünn besiedelte Landschaft von Wald bedeckt und bildete so einen Grenzstreifen zwischen dänischer und sächsischer Besiedlung. Zwischen den sanften Kuppen und Hügeln der von Raps-, Mais und Kornfeldern dominierten Szenerie erinnern große Findlinge an die letzte Eiszeit. Hünengräber bezeugen die Spuren einstiger Besiedlung; hinzu kommen stolze Herrenhäuser und Gutshöfe aus den letzten beiden Jahrhunderten.

■ www.amt-daenischer-wohld.de

Restaurants

€€ | **Acqua** Hier werden ambitionierte regionale Saisonprodukte mit mediterranen Akzenten aufgetischt. Schöne Räume, legere Atmosphäre. ■ Strandstr. 15, Tel. 04349/8080, www.acquastrande.de, Frühstück: Mo–Fr 6.30 –10, Sa, So 7–10 Uhr, warme Küche: Mo–Mi 17–22, Do–So 12–16.30 und 17–22 Uhr

€€ | **Strandhaus Schwedeneck** Das moderne Lokal mit gemütlichem Kaminofen und einer Terrasse direkt auf dem Strand serviert leckere Tapas und Suppen, Fisch und mediterrane Gerichte. ■ Strandstr. 24, 24229 Schwedeneck, Tel. 04308/212, www.strandhaus-schwedeneck. de, tgl. ab 10 Uhr, Nov–März Mo Ruhetag

Kinder

Tierpark Gettorf Sogar Berberaffen fühlen sich in Schleswig-Holstein wohl, jedenfalls wenn sie im Tierpark Gettorf wohnen, zusammen mit Nasenbären, Papageien, Alpakas, Erdmännchen und anderen tropischen Exoten. 2018 feierte der kleine sympathische Tierpark schon seinen 50. Geburtstag. ■ Süderstr. 33, 24214 Gettorf, Tel. 04346/41600, www.tierparkgettorf.de, März–Okt 9–18, Nov–März 10–17 Uhr, 11 €, erm. 8 €

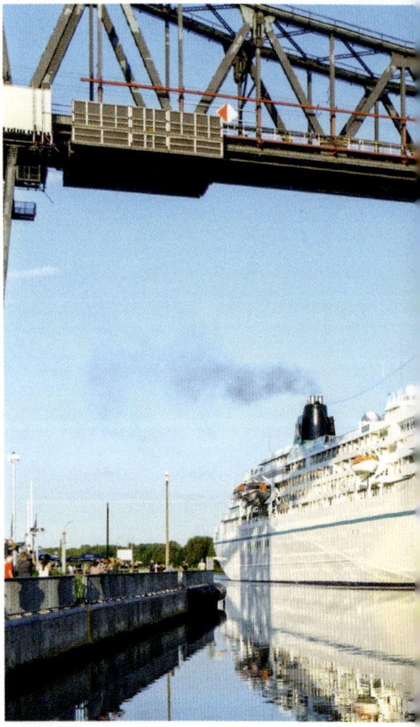

22 Rendsburg

Hübsche Stadt, geprägt von der idyllischen Lage am Kanal

Information

■ Tourist Information Nord-Ostsee-Kanal & Ticket-Service, Altes Rathaus/ Altstädter Markt, 24768 Rendsburg, Tel. 04331/21120, www.tinok.de

Der schönste Blick auf Rendsburg? Aus dem Zugabteil heraus! Die Bahnstrecke Neumünster-Flensburg führt über die Rendsburger Hochbrücke, ein über 2 km langes, mächtiges Schmuckstück aus Stahl, das schon seit über 100 Jahren in Betrieb ist. Man blickt über das gemütliche Städtchen, auf saftige Wiesen, Weiden und den Nord-Ostsee-Kanal, der sich wie ein blaues Band durch die Landschaft schlängelt.

Sehenswert

Altstadt

| Stadtbild |

Das Zentrum der mehr als 800 Jahre alten Altstadt liegt wie eine Insel zwischen Ober- und Untereider. Besonders schön: die Marienkirche und der historische Altstädter Markt mit dem Alten Rathaus, dessen Ursprünge auf das Jahr 1566 zurückgehen. Das Glockenspiel im Rathaus intoniert alle zwei Stunden bekannte Lieder und Volksweisen auf recht eigenwillige Art und Weise.

Die Rendsburger Hochbrücke überspannt den Nord-Ostsee-Kanal

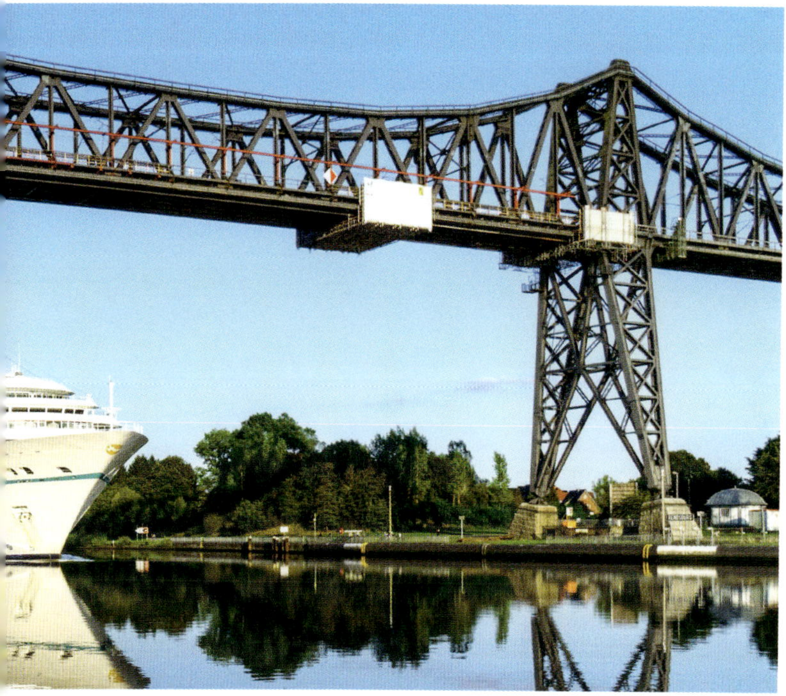

Neuwerk

| Stadtviertel |

Im südlich des Zentrums als barocke Stadterweiterung angelegten Viertels Neuwerk wurden die Straßen rund um den Paradeplatz sternförmig angeordnet, um von dort in den ehemaligen Festungsring zu münden, der heute als vierspurige Straße das Stadtviertel umrundet. Benannt wurden die Straßen nach der Sitzordnung an der Tafel des dänischen Monarchen: im Zentrum der König, daneben Königin, Prinzen, Prinzessin, Grafen- und die Elefantenstraße nach den Trägern des Elefantenordens.

23 Büdelsdorf

Von der Eisengießerei zum Mekka für Kunstfreunde

Information

■ Über die Tourist Information Nord-Ostsee-Kanal & Ticket-Service in Rendsburg (s. S. 75), www.tinok.de

Nördlich von Rendsburg gelegen, wurde Büdelsdorf vermutlich um 1200 besiedelt. Seit dem 14. Jh. diente das weitläufige Gelände dem Schloss Rendsburg als Versorgungsgut. Mit Gründung der Eisengießerei Carlshütte siedelte sich 1827 die erste Industrie in den Herzogtümern Schleswig und Holstein an.

Sehenswert

Eisenkunstgussmuseum

| Museum |

1963 eröffnet und 2016 neu konzipiert, gehört das Eisenkunstgussmuseum inzwischen zu den modernsten Museen Norddeutschlands. Gezeigt und eindrucksvoll inszeniert werden Eisen-Objekte aus sieben Jahrhunderten, nicht nur aus Deutschland, sondern auch aus Europa und Fernost – von Personendenkmälern über gusseiserne Öfen und Schmuck bis hin zu kunstvollen Windhunden.

■ Ahlmannallee 5, 24782 Büdelsdorf, Tel. 04331/4337022, www.das-eisen.de, Di–Sa 12–17, So 10–17 Uhr

Kunstwerk Carlshütte

| Museum |

Nach der endgültigen Stilllegung der Carlshütte wurde das Gelände mit den gewaltigen Gießereihallen und historischen Wohn- und Wirtschaftsgebäuden ab 1997 in das Kunst und Kulturzentrum Kunstwerk Carlshütte umgewandelt. Heute dient das Industriedenkmal als spektakuläre Kulisse für Ausstellungen, Konzerte, Lesungen, Theater- und Filmvorführungen: passend für das Schleswig-Holstein Musik Festival wie für die NordArt, eine der größten, jährlich neu kuratierten Ausstellungen zeitgenössischer Kunst in Europa. In der eigens zum Proben- und Konzertraum mit 1200 Plätzen umgebauten ACO Thormannhalle ist die Orchesterakademie des Festivals beheimatet. Schon allein durch die räumliche Nähe von Festival und Kunstausstellung ergibt sich ein aufregendes Crossover von Bildender Kunst und Musik.

■ www.kunstwerk-carlshuette.de

Restaurants

€€ | Carls Hütte Das in einer Shopping Mall gelegene, durch einen separaten Eingang vom Parkplatz aber auch außerhalb der Geschäftszeiten der Mall zugängliche Restaurant mit Take-away und Bar begeistert mit leichten, veganen

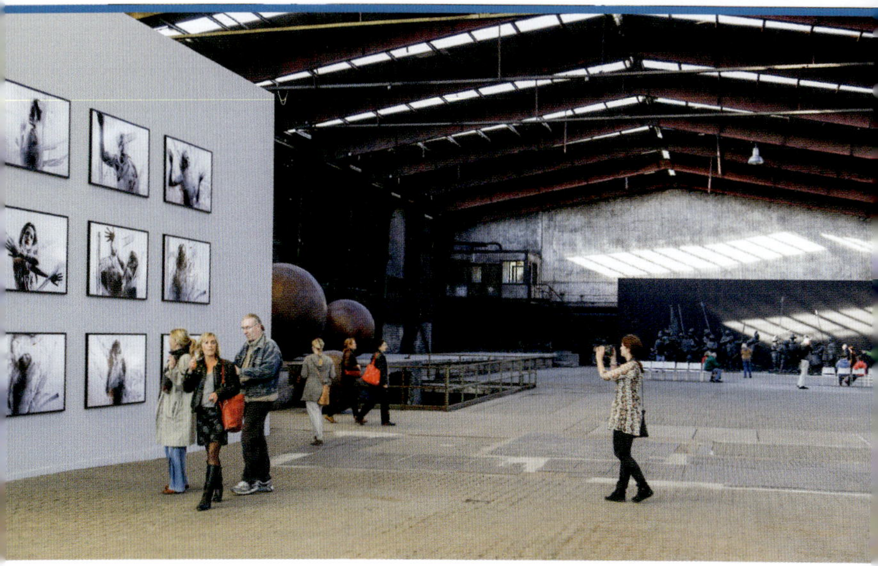

Kunst im öffentlich zugänglichen Raum: Ausstellung auf der NordArt in Büdelsdorf

Gerichten sowie Showküche, Kaminlounge, Bar und Weinshop mit edlen – auch am Tisch im Restaurant servierten – Tropfen vornehmlich junger Nachwuchswinzer. ■ Am Ahlmannkai 2, Tel. 04331/354386, www.carls-huette.de, Mo–Sa 11–23, So 12–20 Uhr

Events

NordArt Jährlich pilgern Zehntausende von Besuchern nach Büdelsdorf zu den gewaltigen Hallenschiffen inklusive restaurierter Wagenremise der ehemaligen Eisengießerei: 22000 m² Grundfläche und ein 80000 m² großer Park können von der NordArt bespielt werden – ein imposanter Schauplatz zeitgenössischer Kunst im historischen Rahmen. Allein zum 20-jährigen Jubiläum im Jahr 2018 bewarben sich 3000 Künstlerinnen und Künstler aus 105 Ländern – ausgewählt wurden Werke (Bilder, Skulpturen, Fotografien und Installationen) von 200 Kunstschaffenden aus der ganzen Welt. ■ Am Ahlmannkai, Tel. 04331/354695, www.nordart.de, Tageskarte 14 €, erm. 12 €, Schüler 5 €

Wandern

Aktiv auf dem Treidelweg Wandern plus Sporteln plus Baden: Das geht auf dem schön gestalteten Treidelweg von Büdelsdorf über Borgstedt, Lehmbek, Borgstedtfelde und zurück. 12,5 km auf historischen Pfaden an Eider und Kanal entlang, durch Knick- und Redderlandschaften. Früher liefen hier Pferde, die von Land aus die Eiderschiffe gegen den Strom zogen. Heute laden elf Spiel- und Bewegungsgeräte am Wegesrand ein, die eigene Balance und Geschicklichkeit zu testen. An 16 Aktionspunkten informieren Hinweistafeln über Geschichte und Natur. In Borgstedt wartet eine Badestelle mit großer Spielanlage, in Büdelsdorf kann man von der Aussichtsplattform die Schiffe auf dem Nord-Ostsee-Kanal beobachten. Geeignet für Radfahrer, Wanderer, Nordic Walker, Jogger und Spaziergänger sowie mit Kindern. ■ Infos über die Tourist Information Nord-Ostsee-Kanal: www.tinok.de

24 Ascheffel

Ausgangspunkt für Touren in den Naturpark Hüttener Berge

Information

■ Über die Eckernförde Touristik und Marketing GmbH, siehe rechte Spalte

Wer in den Sommermonaten den kleinen Ort mit seinen rund 1000 Einwohnern besucht, sollte einen Blick auf den Schornstein der Alten Meierei am Günther-Petersen-Platz werfen: Seit vielen Jahren nisten hier Störche und genießen fast so etwas wie einen »Promi-Status« in dieser Region.

Sehenswert

Naturpark Hüttener Berge
| Landschaft |
Beliebt ist Ascheffel auch wegen der idyllischen Lage im Naturpark Hüttener Berge, die zwar nicht mit alpinem Gelände mithalten können, aber dennoch so manchen Mountainbiker und Wanderer ins Schwitzen bringen. Der Aschberg mit seinen knapp 98 m bietet nicht nur ein imposantes Bismarck-Denkmal, sondern von der Aussichtsplattform aus einen schönen Blick über die Knicklandschaft bis zur Schlei und zur Eckernförder Bucht.

■ Naturpark Hüttener Berge e.V., Bistenseer Weg 3, 24361 Klein Wittensee, Tel. 04356/995871, www.naturpark-huettenerberge.de

25 Eckernförde

Verführt zum Bleiben: schöner Hafen und Altstadt mit Bilderbuchcharme

Information

■ Eckernförde Touristik und Marketing GmbH, Tel 04351/71790, www.ostseebad-eckernfoerde.de

Weißer Strand, eine lebendige Altstadt und ein romantischer Hafen – all das zusammen ergibt Eckernförde. Nahe der um das Jahr 1200 errichteten Kirche von Borby stand einst die »Ykernaeburgh« (die Eichhörnchenburg), der die Kleinstadt ihren heutigen Namen verdankt. Borby, schon seit 1831 Seebad, wurde im Jahr 1935 eingemeindet. Im 13. Jh. begann der Bau der Nicolaikirche, die 1640 ihren prächtigen Barockaltar erhielt. Einen Rundgang lohnen der Hafen, in dem die meisten Kieler Sprotten anlanden, und die barock-klassizistische Altstadt hübschen Häusern und Lädchen. An der Ostflanke beginnt in einer sanft geschwungenen Bucht der rund 4 km lange Sandstrand, an dem sich jeder sofort wohl fühlt.

Einkaufen

Bonbonkocherei In einer früheren Hinterhofräucherei verbirgt sich die erste Bonbonkocherei des Nordens. Man kann zusehen, wie aus Zuckermasse verschiedene Bonbons in bunten Farben werden. Auch Karamell und Krokant werden produziert. ■ Frau-Clara-Str. 22, Tel. 04351/889986, www.bonbonkocherei.de, März–Okt. Mo–Sa 11–18, So 11–17 Uhr, Nov.–März nur an einigen Sonntagen, Termine siehe Website

14 **Clara Hof Destillerie** Edle Tropfen für anspruchsvolle Gaumen – hier ist ein Feingeist am Werk: Andreas Michelsen komponiert und destilliert über Monate hinweg, bis er den besten Geschmack herausgefiltert hat. Er pflückt die Kräuter-Zutaten selbst, und das Ergebnis sind feinste Spirituosen, von Obstbränden über Gin bis zum Porst. Das sympathische Inhaber-Paar freut sich über Fragen und Fachsimpeleien. ■ Frau-Clara-Str. 26, Tel. 04351/ 8808856, www.clara-hof-destillerie.de, Mo–Fr 10–18, Sa 10–16 Uhr

Entspannung

Meerwasser Wellenbad Mit großer Rutsche, Whirlpool, einer Sauna, einem Ruhebereich und einem separaten Planschbecken. Schöner Blick auf die Ostsee. ■ Preußerstraße 1, Tel. 04351/ 905400, www.meerwasserwellenbad.de, Mo–Fr 6–21, Sa u. So 9–18 Uhr, 5,50 € für 2,5 Std., Kinder 2,50 €

Events

Fischmarkt Durchschnittlich 45000 begeisterte Besucher kommen zum Schauen und Kaufen auf den Fischmarkt Eckernförde – Strand, Innenstadt und Hafen rücken dann noch enger zusammen. ■ Okt.–Juli 1. So im Monat, Aug. am 2. So, jeweils 9–18 Uhr

In der Umgebung

Altenhof

| Herrenhaus|

Am westlichen Rande des Dänischen Wohlds führt eine Eichenallee zum Gut Altenhof, das von einem weitläufigen Park umrahmt wird. Das Interieur erlaubt Einblicke in den Lebensstil der Gutsherren des 18. Jh. Heute kann man die stilvollen Zimmer und zwei Strandhäuser mieten, Golf spielen oder im gutseigenen Hochseilgarten klettern.

■ Gutsverwaltung Altenhof, Tel. 04351/ 6666475, www.gutaltenhof.de

Copacabana der Ostsee: Strandleben in der Eckernförder Bucht

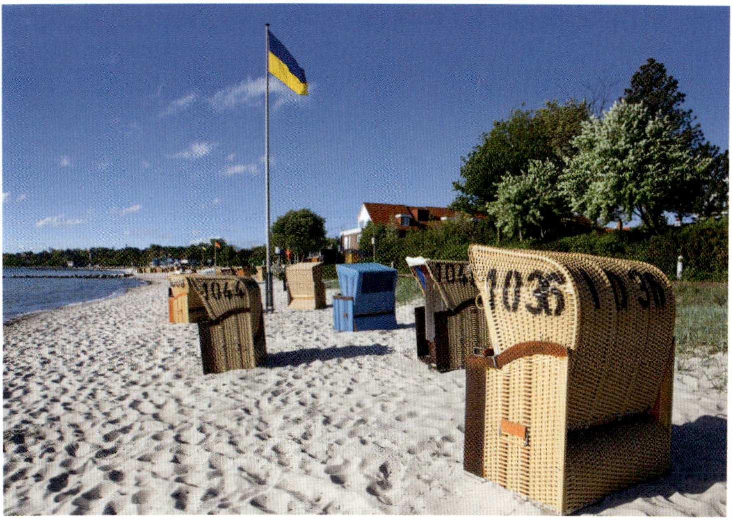

26 Waabs

Frühe Siedler, leise Seen und jede Menge unterschiedliche Strände

Information

■ TouristikVerein Waabs, Mühlenstr. 1, 24369 Waabs, Tel. 04352/9568680, www.touristikverein-waabs.de

Steilufer, Sandstrände und Binnenseen prägen die Landschaft auf der Halbinsel Schwansen. Allein zur kleinen Gemeinde Waabs gehören rund 13 km Strand – im Sommer ein ideales Revier zum Baden, aber auch zum Jollensegeln, Windsurfen und Kitesurfen. Oder um entweder vom Boot oder vom Ufer aus Dorsche, Butt, Heringe und Meerforellen zu angeln.

Sehenswert

Marienkirche Kleinwaabs

| Kirche |

Die heutige Form der in ihren ältesten Teilen bis in die Gotik zurückreichenden Marienkirche wird bestimmt durch den Ende des 16. Jh. errichteten wuchtigen Turm, 1608 entstanden die drei Kreuzrippengewölbe. Im Inneren gibt es einen frühgotischen Taufstein, gotische Holzskulpturen und Wandmalereien aus der Renaissance zu bewundern.

■ Kirchstraße 11

Megalithanlage Karlsminde

| Archäologische Stätte |

Diese Megalithanlage entstand zwischen 3500 und 2800 v. Chr. Sie besteht aus einem von 108 Findlingen umgebenen Langhügel mit drei Grabkammern.

■ Waabs OT Karlsminde, etwa 500 m südl. der Landstraße Eckernförde-Waabs (L 26), unmittelbar östl. an der Zufahrtsstraße nach Karlsminde

Gut Ludwigsburg

| Herrenhaus |

Die barocke Gutsanlage ging aus einer mittelalterlichen Wasserburg hervor. Aus dem 18. Jh. stammt das Herrenhaus. Hof und Gartenbereich sind für Besucher zugänglich. Heute wird das Gut landwirtschaftlich betrieben, es existiert eine Pferdezucht (Trakehner, Araber, Holsteiner und Ponys) mit einer Reithalle und Ställen für eigene und Gastpferde. Wer will, kann auch Ausfahrten im Planwagen unternehmen. Praktischerweise werden auch Appartments für 2–5 Personen vermietet (ca. 80 € pro Nacht).

■ Gut Ludwigsburg 1, Tel. 04358/98820, www.gut-ludwigsburg.de

Restaurants

€ | **Fischerkate Langholz** In dem reetgedeckten Fachwerkhaus aus dem Jahr 1861 sitzt man gemütlich drinnen oder auf der Terrasse. Solide Küche mit Matjes sowie Kaffee und Kuchen. ■ Fischerstraße 11, Tel. 04352/911490, www.Fischerkate-Waabs.de, Mai–Okt. Do–Di 12–15, 17.30–21 Uhr

Cafés

Im Wirtschaftshof des Guts Ludwigsburg serviert das Café **Alte Räucherei** hausgemachte Kuchen und Torten.
■ tgl. 11–20 Uhr

Einkaufen

Der Hofladen verkauft gutseigene Spezialitäten etwa vom Ludwigsburger Landschwein, Wild, Honig, Marmeladen, Gemüse, Wein.

27 Damp

Ein Rundum-sorglos-Paket für Urlauber direkt am weißen Strand

Information

■ Ostsee Resort Damp, Seeuferweg 10, Tel. 043 52/806 66, www.ostseeresort-damp.de

Heute ist das für die meisten kaum noch vorstellbar, aber Damp war mal ein ruhiges Dorf mit einem Herrenhof aus dem späten 16. Jh., der den Bischöfen von Schleswig gehörte, und einem Armenstift von 1742. Doch ab dem Jahr 1973 wurde es hier deutlich trubeliger, als ein modernes Ferienzentrum entstand mit ca. 400 Hotelzimmern, einer Reha- und der Ostseeklinik Damp, medizinischen Ausbildungsstätten, einem Fun- und Sport-Center, Meerwasserschwimmbad, Bowlingbahn ect. Außerdem gibt es einen Jachthafen mit 14 Stegen, 365 Bootsliegeplätzen und kleinen Läden.

Entspannung

15 **Entdeckerbad Damp** Viel mehr als nur ein Schlechtwettertipp: Das Erlebnisbad ist hübsch im Wikinger-Design gestaltet, es gibt Liegewiesen am Außenschwimmbecken mit Blick auf die Ostsee. Kinder freuen sich über die Tunnelrutsche und die Speedrutsche: ein 97 m langes Erlebnis mit LED-Effekten. Hinzu kommen Entdecker-, Science- und Eventkuben für Kinder und ein schöner Sauna-Bereich für die Erwachsenen. ■ Seeuferweg 24, Tel. 043 52/80 19 00, www.ostsee-resort-damp.de, tgl. 10–21 Uhr, 3 Std. 8 €, Kinder (4–13 J.) 6 €

28 Schwansener See

Perfekt für kleine und große Fluchten in die Naturidylle

Information

■ Tourist-Information, Strandstraße 13, 24398 Schönhagen, Tel. 046 44/709 10 00, www.schoenhagen-ostsee.de

Schmale Wälle trennen den heute fast ganz ausgesüßten Schwansener See auf der gleichnamigen Halbinsel von der Ostsee. Ursprünglich handelt es sich um eine von der letzten Eiszeit gebildete Bucht, in der durch Sandablagerungen ein Nehrungshaken entstand.

Wandern

Ein Wanderweg, der auch Teil des Ostseeküsten-Radwegs ist, führt über die Nehrung des Naturschutzgebiets (s. u.).

Im Blickpunkt

Naturschutzgebiet Schwansener See

Zwischen Damp im Süden und Schönhagen im Norden rahmen Schilfröhricht, Salzwiesen und Weideflächen das 110 ha große Gewässer ein, eine idyllische und herrlich ruhige Naturflucht. Etwa 120 Brutvogelarten wissen die Vorzüge dieses Reviers zu schätzen, ebenso etwa 15 000 Vögel, die hier rasten oder überwintern.

Vom Parkplatz kurz vor Schönhagen sind es etwa 20 Min. zu Fuß bis zur NABU-Infohütte (15. April–15. Okt. tgl. 14–17 Uhr)

Übernachten

Da diese Region abgesehen von Kiel und Eckernförde sehr ländlich geprägt ist, lohnt sich der Blick auf die kleinen Gasthäuser und Gutshäuser in den Dörfern, die oftmals überraschend individuell gestaltet und dabei auch noch erschwinglich sind. Aber auch hier gilt wie überall: Der begehrte Ostseeblick kostet zusätzlich.

Kiel 64

€€ | **Ghotel** Günstiges Backsteinhotel vor den Toren von Kiel mit feinem Frühstück. Die Zimmer nach hinten raus sind ruhiger. ■ Eckernförder Str. 213–215, 24119 Kiel-Kronshagen, Tel. 04 31/ 320 00, www.ghotel.de/hotels/kiel

€€ | **Strandhotel Seeblick** Stilvolles, inhabergeführtes Haus in Traumlage direkt an Sandstrand und Strandpromenade mit gehobenem Gastronomiekonzept. ■ Uferweg 2, 24226 Ostseebad Heikendorf (ca. 17 km nordöstl. von Kiel), Tel. 04 31/53 32 18 10, www.strandhotel-seeblick.de

€€€ | **Atlantic Hotel** Modernes 4-Sterne- Hotel, zentral gelegen, mit durchdesignten Zimmern und Blick auf die Förde. Im Restaurant PIER 16 werden landestypische Köstlichkeiten frisch zubereitet. Drinks und wohlmundende Snacks gibt's in der Bar DECK 8 – mit einem traumhaften Panoramablick garniert. ■ Raiffeisenstr. 2, 24103 Kiel, Tel. 04 31/37 49 90, www.atlantic-hotels.de/hotel-kiel/

Strande 73

€€€ | **Strandhotel** Traditionell eine der guten Adressen nördlich von Kiel mit 29 Zimmern, in dem auch Vierbeiner willkommen sind. Angenehm gediegenes Ambiente. Im Restaurant Riva serviert man frische Küche mit Lamm und Fisch in feinen Menüs. ■ Strandstraße 21, 24229 Strande, Tel. 043 49/917 90, www.strandhotel.de

Rendsburg 75

€€ | **Convent Garten** Etwas außerhalb des Ortskerns, dafür direkt am Nord-Ostsee-Kanal. 80 Zimmer und Juniorsuiten auf vier Etagen. ■ Hindenburgstraße 38–42, 24768 Rendsburg, Tel. 043 31/5 90 50, www.conventgarten.de

€€ | **Onno Hotel by Norman** Im 2018 eröffneten Boutique-Hotel ging das ehemalige Hotel Neuwerk gestalterisch mit auf. Die Zimmer bieten dezente künstlerische Akzente. In einem Backsteinensemble mit hübschem Innenhof. Zentral gelegen nahe des Stadtparks und des Paradeplatzes. ■ Königstraße 4, 24768 Rendsburg, Tel. 043 31/589 10, www.onnohotel.com

Büdelsdorf 76

€€ | **Seehotel Töpferhaus** Romantisches Boutique-Hotel am Bistensee mit durchgestylten Zimmern, Spa, Badesteg, kleinem Sandstrand, Badeinsel, SUP und Kanus. Vorbildlich: Auch eine E-Tankstelle mit Ladegeräten für Teslas und andere E-Fahrzeuge ist vorhanden. ■ Am See 1, 24791 Alt Duvenstedt (ca. 6 km nordwestl. von Büdelsdorf), Tel. 043 38/997 10, www.toepferhaus.com

Ascheffel 78

16 **€–€€ | Globetrotter Lodge** Lage, Architektur und Ausblick der Lodge sind spektakulär. Die Globetrotter Lodge ist ein modernes Hotel und gleichzeitig eine Erlebnis-Unterkunft mit Kletterwand für Aktive, herrlich gelegen im Naturpark Hüttener Berge. Wer will, kann in den Nordisk-Glamping-Zelten schlafen (Übernachtung/Frühstück im 2er-Zelt: 69,00 €). Näher in der Natur geht nicht. ■ Am Aschberg 3, 24358 Ascheffel, Tel. 043 53/99 80 00 10, www.globetrotter-lodge.de

Eckernförde 78

€ | Gut Hemmelmark Den ehemaligen Landsitz des Prinzen Heinrich von Preußen umgibt ein großzügiger Park, der an den Hemmelmarker See grenzt. Eine eindrucksvolle Kulisse. Hier kann die Bauernkate gemietet werden. Bis zum Naturstrand sind es nur 600 m. ■ Hemmelmark, 24360 Barkelsby (ca. 3 km nordöstl. von Eckernförde), Tel. 043 51/811 49, www.bauernkate-hemmelmark-homepage.de

€€ | Beachside Stilvolles Designhotel direkt am Strand, Wellness-Bereich auf dem Dach, mit Restaurant und Bar. ■ Berliner Str. 71–73, 24340 Eckernförde, 043 51/66 66 40, www.beachside.de

Damp 81

€ | Hof Schwansen Auf einem umgebauten Bauernhof (mit Café) sind drei Ferienwohnungen zu mieten. ■ Schlossstraße 8, 24398 Schönhagen (ca. 11 km nördl. von Damp), Tel. 046 44/970 42 88, www.hof-schwansen.de

€€ | Ostseeresort Damp »Schlafen und wohlfühlen« lautet das Motto in den Ferienwohnungen des Resorts – ideal für Familien, die sich auch über den freien Eintritt in die angeschlossene Freizeit- & Erlebniswelt freuen. ■ Seeuferweg 24, 24351 Damp, Tel. 043 52/80 19 00, www.ostsee-resort-damp.de

ADAC Das besondere Hotel

Strandschlafen mit dem Wellenrauschen im Ohr, ganz nah dran. Unter freiem Himmel und doch beschützt: So ein Strandschlafkorb hat eine Liegefläche von 1,30 m mal 2,40 m, sodass man auch zu zweit übernachten kann. Der Korb ist wetterfest, verschließbar und mit Bettwäsche ausstaffiert, ganz wie Campen im Luxuszelt.

€ | Strandschlafen, zwischen Ende April und Mitte Sept. in 18 Strandkörben an der schleswig-holsteinischen Ostseeküste; Buchung in Eckernförde über Eckernförde Touristik & Marketing GmbH, Tel. 043 51/717 90, www.strandschlafen-ostsee.de

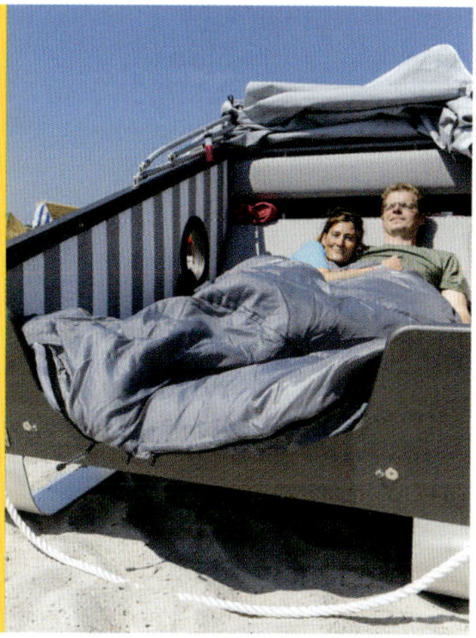

Die Schlei – Deutschlands schönster Fjord

Über eine Länge von mehr als 40 km erstreckt sich die Schlei ins Landesinnere – eine Idylle zwischen Land und Meer

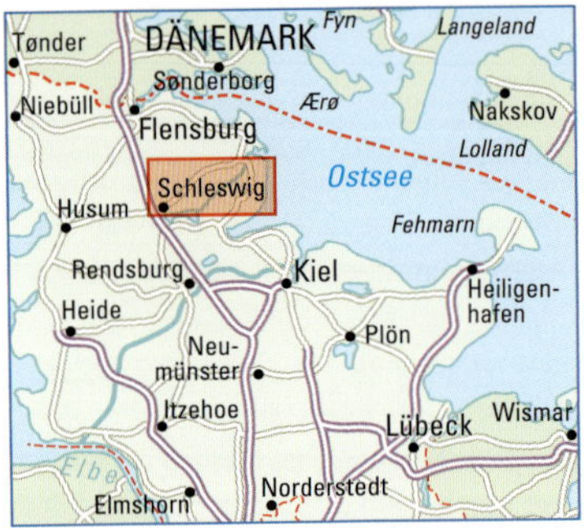

Am Ufer der Schlei blühte vor 1200 Jahren eine Siedlung auf, die Handel mit der gesamten damals bekannten Welt betrieb: Haithabu, die Metropole des Nordens. Nördlich und südlich der Schlei erstrecken sich weite, grüne Wiesen mit lauschigen Strandabschnitten, lichten Wäldern und charmanten Dörfern, prachtvollen Gutsanlagen und blühenden Gärten. Für diese Idylle sollte man öfter mal von einer Hauptstraße abbiegen, um den Ausblick auf den Ostseefjord zu genießen.

In diesem Kapitel:

ADAC Top Tipps:

6 Lotseninsel Schleimünde
| Landschaft |
Ein Ort mit ganz eigenem Zauber: Wo die Schlei in die Ostsee mündet, öffnet sich der Horizont. 89

7 Schloss Gottorf, Schleswig
| Museum |
Die einstige Residenz der Gottorfer Herzöge birgt heute bedeutende Landesmuseen. 98

8 Wikinger Museum Haithabu, Schleswig
| Museum |
Dieser Ort an der Schlei war einst für die Wikinger das Tor zur Welt. 99

ADAC Empfehlungen:

17 Schleiraddampfer, Kappeln
| Natur |
Die Schlei ganz nah: Ausflug mit einem nostalgischen Raddampfer. 89

18 Alt Sieseby von 1867
| Restaurant |
In historischen Mauern genießen Fisch: Fleisch und Gemüse der Region. 95

19 Odins Haddeby, Busdorf
| Restaurant |
Hochwertige Produkte der Saison im ehemaligen Dorfkrug von 1828. 101

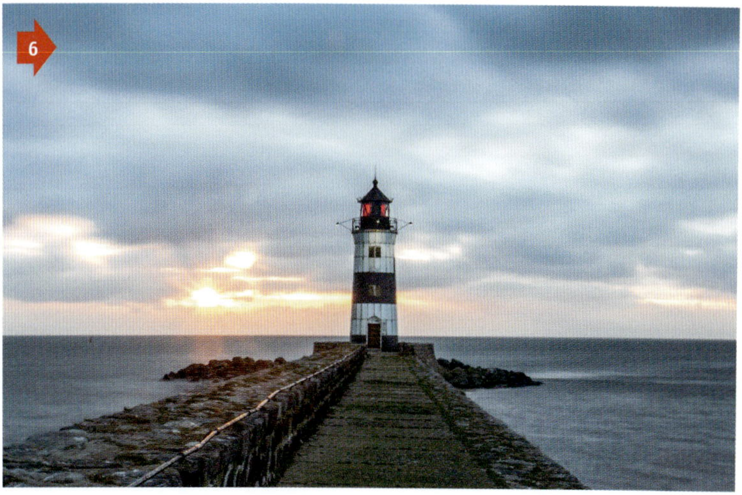
6

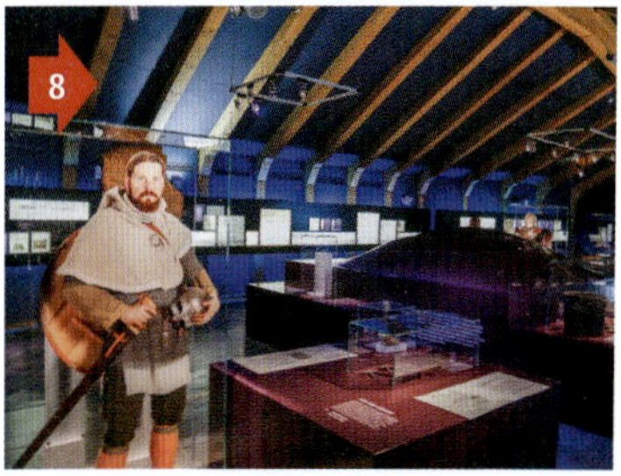
8

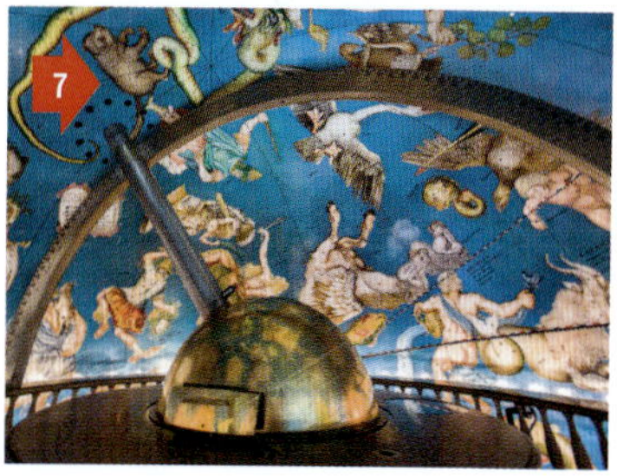
7

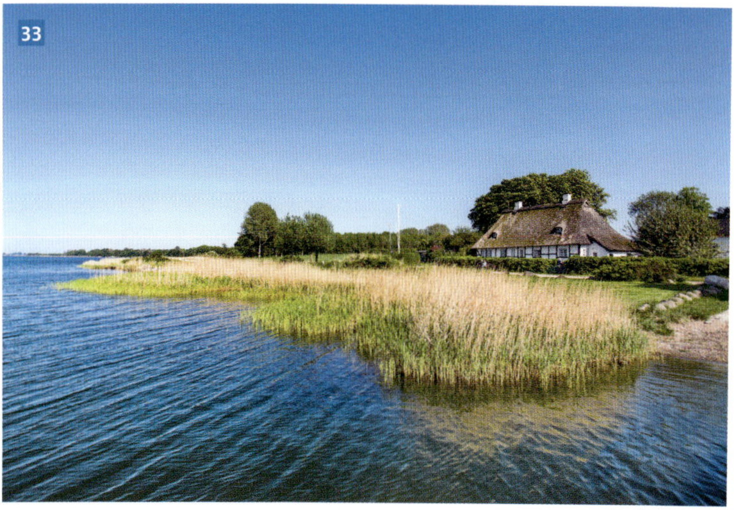
33

29 Kappeln

Hafenstadt an der Schlei voller Charme und Behaglichkeit

Information

■ Tourist-Information in der Mühle Amanda, Schleswiger Straße 1, 24837 Kappeln, Tel. 046 42/40 27, www.ostseefjord schlei.de

Eindrucksvoll ragen die Holzmasten der Segelschiffe in den blauen Himmel. Fest vertäut liegen die vielen kleinen und großen ehemaligen Fracht- und Fischerei-Boote im Museumshafen von Kappeln, der besonders an warmen Tagen enorm belebt wirkt. Planken werden geölt, Decks werden geschrubbt, Klönschnacks von Boot zu Boot gehalten. Neugierige Besucher – häufig mit Fischbrötchen in der Hand – schlendern über die Stege, denn Verbotsschilder gibt es nicht. Besonders hier spürt man sie, die dörfliche Atmosphäre der kleinen Stadt mit ihren etwa 10 000 Einwohnern. Das Zentrum lässt sich problemlos in zwei Stunden durchlaufen, inklusive viel Zeit zum Bummeln in den überwiegend kleinen, individuellen Läden der Fußgängerzone. Sie zieht sich zentral von Schmiedestraße nach unten über die Poststraße bis zum Fährberg und der Hafenmeile. 1357 wurde Kappeln erstmalig erwähnt, vermutlich leitete man den Namen von »Capellen« ab, da am hohen Schleiufer im 14. Jh. eine Kapelle errichtet wurde. Über Jahrhunderte hinweg stellte der Fischfang die wichtigste Einnahmequelle dar, heute verlässt man sich auf die Touristen, die jeden Sommer das idyllische Städtchen bevölkern.

Sehenswert

Heringszaun

| Kulturdenkmal |

Der historische Heringszaun aus dem 15. Jh. ist immer noch in Benutzung. Er ist der letzte seiner Art, der wie eine

Verbindet die Landschaften Angeln und Schwansen: die Schleibrücke in Kappeln

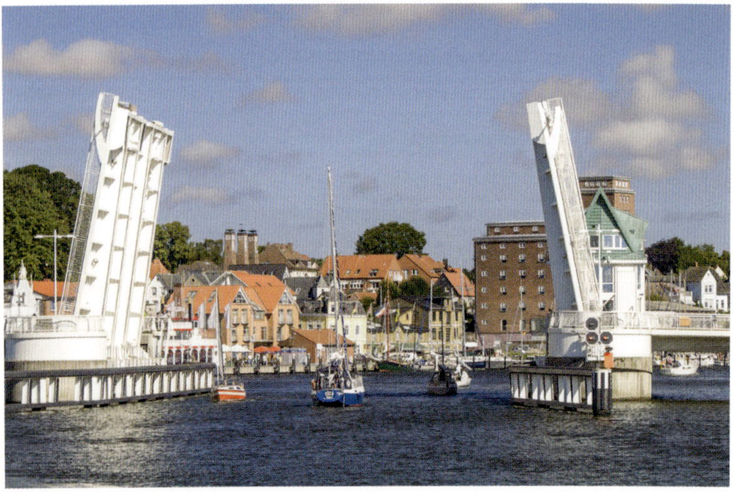

Im Blickpunkt

Die Schleibrücke in Kappeln

Wann geht eigentlich die Klappbrücke hoch? Ortskundige wissen es: immer um Viertel vor! Dann steht der Verkehr für einige Minuten still, damit die Schiffe die geöffnete Wasserstraße passieren können. Die wartenden Autofahrer zwischen Schwansen und Angeln können das Treiben auf dem Wasser verfolgen oder den berühmten Heringszaun mal genauer betrachten. Schon immer markiert Kappeln auch den Übergang zwischen den Landschaften Angeln im Norden und der Halbinsel Schwansen im Süden der Schlei. Bis 1867 fuhr eine Pendlerfähre auf der Schlei hin und her, dann folgten eine Ponton- und eine Drehbrücke. Die heutige Anlage, eine zweiflügelige Doppel-Klappbrücke, ist seit 2002 in Betrieb.

große Reuse funktioniert, eine früher in Europa weit verbreitete Heringsfangeinrichtung. Sobald man aus Richtung Süden über die Klappbrücke (s. o.) in das Stadtzentrum fährt, kann man einen Blick auf den weltweit einzigartigen Heringszaun werfen.
■ Am Hafen

Weidefelder Strand

| Landschaft |
Auch die Ostsee liegt nicht weit entfernt. Der weitläufige Weidefelder Strand lädt zum Schwimmen, Sonnenbaden, Segeln und Surfen ein.
■ Von Zentrum Kappelns über die Klappbrücke in Richtung Olpenitz fahren und der Ausschilderung folgen.

Restaurants

€ | Lobster Perfekt für die kleine Pause am Weidenfelder Strand, die Panoramafenster gewähren spektakuläre Ausblicke auf Wolken und Wellen. Hier gibt es Kuchen und einfache Gerichte mit Fisch und Fleisch. ■ Strandstraße 1, Tel. 046 42/84 44, www.lobster-kappeln.de, Di–So 14–21 Uhr

€€ | Hafenheimat Nordisches Ambiente und mediterrane Köstlichkeiten. ■ Am Hafen 19a, Tel. 046 42/179 28 87, www.hafenheimat-schlei.de, Di 17–22, Mi–So 12.30–22 Uhr

€€ | Meerestochter Ein Neuzugang am Kappelner Jachthafen mit authentischer, regionaler Küche. Neben Fisch kann man auch Angeliter Sauerfleisch oder Currywurst ordern. Schöne Terrasse mit Blick auf die Schlei. ■ Dehnthof 36, Tel. 046 42/923 42 70, www.meerestochter-kappeln.de, Do–Di 9–22 Uhr

€€–€€€ | Aurora Bis ins 18. Jh. reichen die historischen Wurzeln dieses direkt im Herzen der Altstadt gelegenen ehemaligen Stadtkrugs zurück – mehr als seine reale Geschichte interessiert aber viele auswärtige Besucher seine jüngere Vergangenheit als fiktiver Schauplatz (Asmussens Kneipe) in der ZDF-Serie Der Landarzt. Heute serviert man hier feine regionale Speisen mit besonderem Augenmerk auf gute Steaks. ■ Rathausmarkt 6, Tel. 046 42/40 88, www.aurora-kappeln.de, tgl. 11–22, warme Küche 11.30–14 u. 17.30–21.30 Uhr

Einkaufen

Fischräucherei Föh »Sage Kappeln nie adieu ohne einen Aal von Föh.« Nahezu so berühmt wie der Heringszaun sind auch die Schornsteine der Aal- und Fischräucherei Föh. Seit 1911 werden hier Meeresspezialitäten traditio-

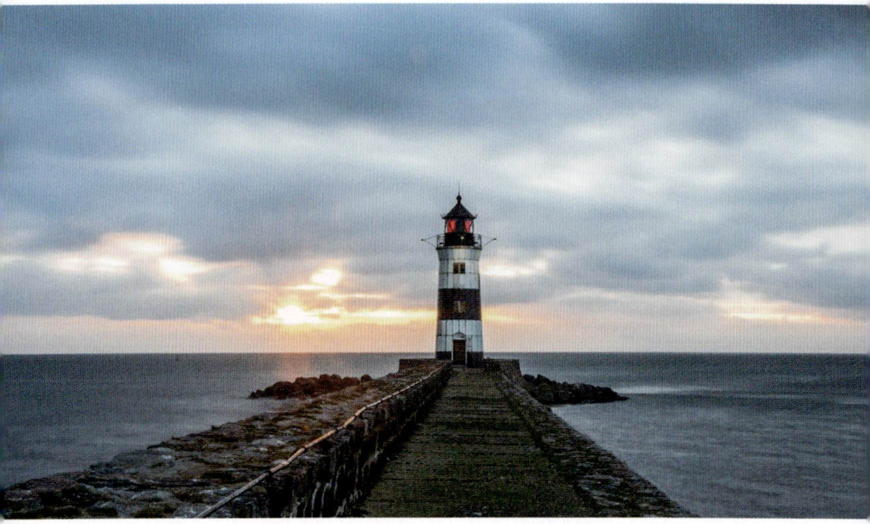

Die Lotseninsel Schleimünde, umspült von Schlei und Ostsee, ist ein magischer Ort

nell in Altonaer Öfen mit Buchenholz und Erlenspänen geräuchert. Man kann auch frischen Fisch ordern, ein Fischbrötchen auf die Hand kaufen oder auf der Fisch- und Bierterrasse einen Imbiss zu sich nehmen. ■ Dehnthof 26–28, Kappeln, Tel. 04946/422274, www.foeh.de, Mo–Fr 8.30–18, Sa 8.30–12.30 Uhr, Terrasse: Ende März–Okt.

Die Manufaktur an der Schlei Perfekt für besondere Präsente: duftende Seifenstücke, die wie Pralinen aussehen, filigraner Silberschmuck sowie leckere Senf- und Pesto-Delikatessen. ■ Mühlenstr. 36, Tel. 0152/26512518, www.nordstil-kappeln.de, Mo–Fr 11–17 Uhr

Schlaefkes Schokoladen Küche Süße Versuchung: Hier werden Schokoladenartikel liebevoll von Hand gefertigt. Durch eine Glasscheibe kann man zuschauen, wie sich die duftende Masse in kreative Formen und Häppchen verwandelt. Mit kleinem Café. ■ Fabrikstraße 17, Tel. 04642/988012, www.schokoladenkueche.de, März–Okt. Mo–Fr 11–18, Sa, So 11–16, Nov.–Feb. Mo– Fr 11–18, Sa 11–14 Uhr

Events

Heringstage Kappeln Jährlich am Himmelfahrtswochenende im Mai wird der Ostseefisch gefeiert: in Form eines bunten Stadtfestes, das vier Tage dauert und ein abwechslungsreiches Programm aus Unterhaltung, Kultur und Live-Bühnen bietet. Außerdem geht es hier um die Heringswette: Wer mit seiner Einschätzung dem Gewicht des Fischfangs am nächsten kommt, wird für ein Jahr zum Heringskönig bzw. zur Heringskönigin gekürt. ■ www.heringstage.de

Kinos

Capitol Lichtspiele Kleines, charmantes Programmkino mit Nostalgie-Flair im Herzen Kappelns. Für die feine Filmauswahl wurden die Capitol Lichtspiele schon ausgezeichnet. Besonderheit:

Das aktuelle Programm steht nie im Internet – man erfährt es nur auf telefonische Nachfrage und in Form von Aushängen am Kino oder in der Stadt. ■ Poststraße 10, Tel. 04642/1664, www.capitol-kappeln.de

Erlebnisse

17 **Schleiraddampfer** Wer nicht mit einer eigenen Jolle gesegnet ist, kann von Bord des Raddampfers Schlei Princess oder dem Ausflugsschiff Wikinger Princess aus die schönen Ecken am Ufer der Schlei entdecken: verträumte Dörfer, verborgene Badestellen. Beide Schiffe sind im Hafen von Kappeln kaum zu übersehen. Während die nostalgisch angehauchte Schlei Princess« mit dem roten Schaufelrad mehrmals täglich Schleimünde (mit Landgang) ansteuert, fährt die Wikinger-Princess auf der Großen Schleifahrt in 7 Std. mit mehreren Stopps auch bis nach Schleswig. ■ Am Hafen 10, Tel. 046 42/65 32, www.schleiraddampfer.de, Tickets direkt an Bord, 15 €, erm. 7,50 € für Hin- und Rückfahrt, große Schleifahrt 25 €, erm. 12,50 € hin und zurück

In der Umgebung

Lotseninsel Schleimünde

| Landschaft |

6 *Magischer Ort mit Giftbude, vor der man sich nicht fürchten muss*

Umspült von Schlei und Ostsee ist dieser verwunschene Fleck so exklusiv, dass er nur vom Wasser aus erreichbar ist. Eigentlich ist die Lotseninsel gar keine Insel, aber aufgrund ihrer Lage an einem Naturschutzgebiet nur per Schiff zu erreichen. Was es zu sehen gibt? Gräser, krumme Kiefern, Wildvögel – und die verschiedenen Facetten von Blau, die sich im Wasser und im Himmel spiegeln und scheinbar ineinander fließen. Dennoch hat dieser Ort seinen Zauber. Man ahnt die Abgeschiedenheit der früheren Lotsen, die den ein- und auslaufenden Schiffen bei jedem Wetter im offenen Kahn entgegenfuhren, um sie durch die Mündung zu lotsen. Auch als heutiger Besucher ist man dankbar, dass neben dem markanten grün-weißen Leuchtturm, der Hafenmeisterei und dem alten Lotsenhaus auch die Schankwirtschaft Giftbude existiert, die einen feinen, regionalen Imbiss mit Bio-Fleisch von Galloway-Rindern und Fisch direkt vom Kutter anbietet. Dazu schmeckt am besten ein lokales Bier.

■ Lotseninsel Schleimünde, Tel. 0176/55 98 51 35, www.lotseninsel.de, Mai–Okt. tgl. 9–21 Uhr

30 Arnis

Früher eine Insel, heute eine Halbinsel, entstanden aus einem Traum von Freiheit

Information

■ Touristinformation Arnis, Lange Straße 17, 24399 Arnis, Tel. 046 42/15 59, www.arnis.de

Die kleinste Stadt Deutschlands mit nur rund 300 Einwohnern entstand aus einer Revolte heraus: 64 Familien aus Kappeln wehrten sich gegen die drohende Leibeigenschaft durch den Gutsherrn Detlef von Rumohr. Herzog Christian Albrecht übergab den Aufmüpfigen die unbewohnte Insel Arnis, die erst mal gerodet und bebaut werden musste. 1667 gegründet, hat Arnis bis heute im Wesentlichen den gleichen Grundriss wie damals. An die alten Zeiten erinnern

ADAC Mobil

Die Stadt Arnis ist so klein, dass man nicht mit dem Auto hindurchfahren darf. Man stellt das Auto auf dem Parkplatz »Neuer Damm« vor der Stadt ab oder nimmt die Fähre über die Schlei ab Sundsacker (1 € p. P.). Die Orientierung im Ort ganz einfach: Die von alten Linden gesäumte Lange Straße zieht sich fast über die gesamte Länge der Insel, auf der die hübsch herausgeputzten Häuser schnucklig eng beieinander stehen.

die kleine Schifferkirche von 1673 und der Friedhof. Später wurden zwei Dämme errichtet, ein Teil des Gebietes dazwischen trocken gelegt und die Insel zur Halbinsel. Seefahrt und Handel blühten auf, Arnisser Kapitäne segelten auf allen Weltmeeren. Immer noch existieren nahe am Hafen vier Werften für Segel- und Motorschiffe.

Restaurants

€ | **Freies Arnis** Ein alter Framo, umgebaut zum Sommercafé, lädt direkt am Fähranleger zu Kaffee, Kuchen und Waffeln ein. Das junge Team des Cafés gehört zur weltoffenen »Initiative für Kulturexperimente«. ■ Lange Straße 25 (am Wasser), Tel. 04642/2686, www.freies-arnis.de, Mai–Sept. tgl. 12–18 Uhr

€ | **Strandhalle** Solide bürgerliche Küche, schön am Wasser gelegen. ■ Strandweg 125, Tel. 04642/4170, www.watenphul.de, wechselnde Öffnungszeiten

€€ | **Specht Speisewirtschaft** Regionale Zutaten wie Matjes und Krabben lecker kombiniert. ■ Friedenshöher Str. 21, 24376 Grödersby, Tel. 04642/983 4863, www.spechtspeisewirtschaft.de, Di–Sa 18–21, So 12–14.30 und 18–21 Uhr, Mo Ruhetag

Einkaufen

Rum-Hökerei »Gib deinem Leben einen Gin«, lockt der nette Spirituosenladen, der ansehnliche Flaschen mit Arnisser Label verkauft: ob Rum aus Guatemala, Gin oder Arnisser Kräuterbitter. ■ Strandweg 124, Tel. 04642/925178, www.arnisser.de

Events

Musik am Noor Kleines Festival mit viel Herzblut im besonderen Ambiente einer – noch als solche betriebenen! – Werfthalle mit Ausblick auf geschmückte Jachten. Dann kommen schon mal 5000 Besucher in das kleine Arnis, um Jazz & Blues live zu hören. Die deutsche Indie-Größe Bosse stand auch schon auf der Bühne. ■ Eintritt frei, www.musik-am-noor.de

31 Süderbrarup

Ein friedlicher Ort mit bewegter Vergangenheit

Information

■ Tourismus-Service Süderbrarup, Königstraße 3, 24392 Süderbrarup, Tel. 04641/2047, www.ostseefjordschlei.de

Süderbrarup oder »Süder«, wie der Ort von seinen etwa 3800 Bewohnern liebevoll kurz genannt wird, gilt als das Herz von Angeln oder als heimliche Hauptstadt. 1231 wurde der Name »syndräbrathorp« in Waldemars Erdbuch – so der Name eines 1231 in lateinischer Sprache angelegen Steuererfassungsbuches des dänischen Königs Waldemar II. – erstmals schriftlich erwähnt; »Brathorp« bedeutet soviel wie Dorf am

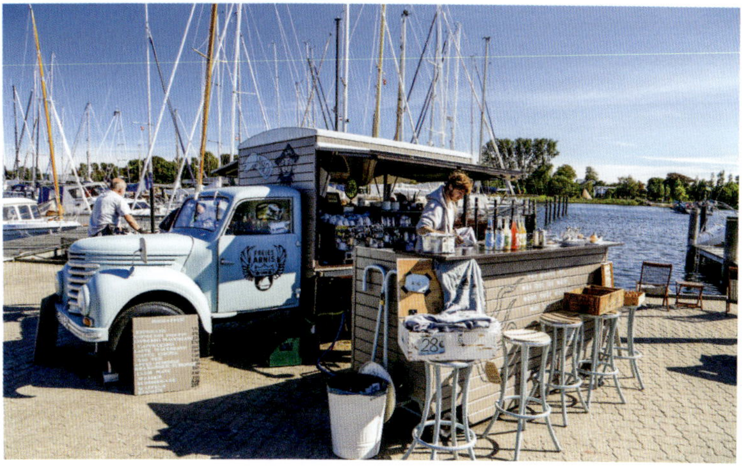

Freies Arnis: zum Café umfunktionierter Kleinlaster der sächsischen Automarke Framo

Abhang. Erste Hinweise auf Siedler reichen bis in die Steinzeit zurück. Zahlreiche Grabhügel weisen auf eine dichte Besiedlung während der Bronzezeit hin. Offenbar befand sich in Süderbrarup auch eine radiumhaltige Quelle, die bereits in vorchristlicher Zeit das Ziel von Wallfahrten war. Ein reger Pilgerstrom konnte anhand archäologischer Funde von Lager- und Feuerstätten nachgewiesen werden. Später übernahmen die Christen den Wallfahrtsort. Die Heilige Quelle ist zwar heute versiegt, dennoch entstand aus dem Badekult eines der ältesten Feste Norddeutschlands.

Sehenswert

Thorsberger Moor

| Archäologische Stätte |

Heute ist das Thorsberger Moor am Nordrand von Süderbrarup ein See, doch wie der Name verrät, war es einst eine Opferstätte für den germanischen Kriegsgott Thor und zählt zu den größten Kriegsbeuteopfermooren der römischen Kaiserzeit. Die meisten Opfergegenstände stammen aus der Beute besiegter Heere aus der Zeit zwischen 100 und 500 n. Chr. Insgesamt wurden bis heute etwa 1800 – vor der Opferung vermutlich rituell zerstörte – Opfergaben gefunden und archiviert, von denen viele im Schleswiger Schloß Gottorf ausgestellt sind. Die Tafeln am archäologischen Rundweg informieren über die wichtigsten Fundstätten.

■ Bahnhofstr. 74a, www.thorsberger-moor.de

Events

Sommerhighlight für alle: Der jährlich am letzten Juliwochenende beginnende **Brarupmarkt** ist der größte ländliche Jahrmarkt Schleswig-Holsteins. Erstmals schriftlich erwähnt wurde er

ADAC Spartipp

Dienstags ist jeweils Familientag auf dem **Brarupmarkt**, alle Fahrgeschäfte kosten dann nur die Hälfte. *www.brarupmarkt.de*

ADAC Mobil

Nostalgiefahrt in der Dampfeisenbahn Sie schnauft, sie dampft, sie fährt – Deutschlands nördlichste Museumseisenbahn rollt im angenehmen Schneckentempo zwischen Kappeln und Süderbrarup. Ventile zischen, der Heizer macht Dampf, die Trillerpfeife schrillt, und dann schnaubt die Eisenbahn auch schon los. Man sitzt in bequemen Reisezugwagen aus den 1920er- Jahren und fährt so langsam, dass man glaubt, die Blumen am Wegesrand aus dem Fenster heraus pflücken zu können. Jeden Sa und So fährt die Dampflokomotive, Mi die historische Diesellokomotive von April–Okt. ab Kappeln. Auch nur die Rückfahrt ab Süderbrarup nach Kappeln ist möglich.
www.angelner-dampfeisenbahn.de, 12 €, Kinder (5–16 J.) 9 €

im Jahr 1593. Schon damals nutzten Wallfahrer die wärmste Zeit des Jahres, um in der Heiligen Quelle zu baden und sich dadurch von ihren Gebrechen zu befreien. Das wiederum dürfte auch viele Händler und Gaukler angezogen haben – und aus diesem Treiben heraus entwickelte sich dann der Markt. In seiner langen Geschichte wurde er als Bauernmarkt mit Viehhandel genauso genutzt wie als inoffizieller Heiratsmarkt – heute geht es hier fünf Tage lang vor allem um das Vergnügen auf dem zentralen Marktplatz mit Buden, Fahrgeschäften, Disco und gut aufgelegtem Ausgehvolk.

In der Umgebung

Weltbrauerei Taarstedt
| Brauerei |
Rund 13 km von Süderbrup entfernt wird hier das naturbelassene Angeliter Bier gebraut, ein Craft Bier nach deutschem Reinheitsgebot und eigens ent-

Volldampf voraus: Nostalgiefahrt in Deutschlands nördlichster Museumseisenbahn

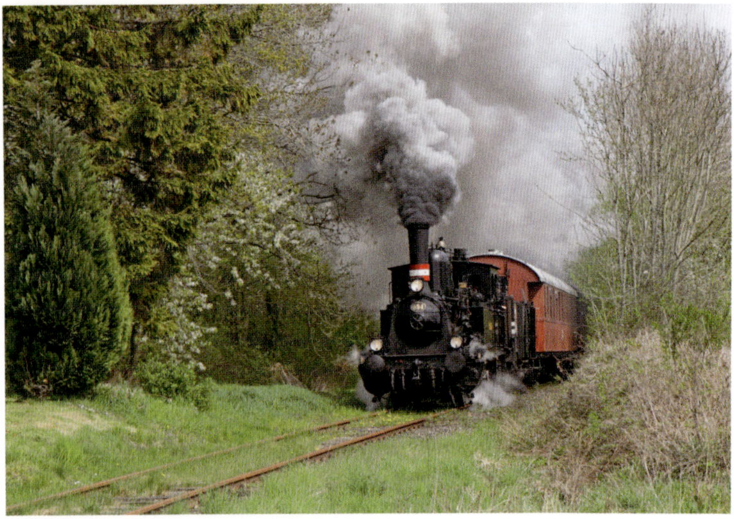

wickelten Rezepten. Gegründet wurde das Unternehmen von drei Freunden, die endlich mal anständiges Bier trinken wollten. Vom durchschlagenden Erfolg waren sie selbst überrascht. 2017 übernahm Hannes Frank das Unternehmen, ein gelernter Mälzer und Brauer sowie mit damals 21 Jahren einer der jüngsten Brauereibesitzer Deutschlands. Das Angeliter gibt es als Pilsener, Dunkel, Mai- und Winterbock.
■ Brauerei Taarstedt, Hauptstr. 3, 24893 Taarstedt, Tel. 046 22/451 99 88, www.weltbrauerei.de, Mo–Fr 8–12 Uhr

32 Lindaunis

Landarztidylle am Ufer der Schlei – besonders schön im Frühling und Spätsommer

Information

■ Ostseefjord Schlei GmbH, Plessenstr. 7, 24837 Schleswig, Tel. 046 21/85 00 50, www.ostseefjordschlei.de

Ungefähr auf halber Strecke zwischen Schleswig und Kappeln, direkt an der Schlei, liegt Lindaunis – bekannt für die Roll- und Klappbrücke, die diesen verträumten Ort zur wichtigen Verbindungsstelle zwischen den Halbinseln Angeln und Schwansen macht. Besonderheit der fast 100-jährigen Brücke: Sie wird wechselseitig sowohl von der Regionalbahn als auch von Autofahrern genutzt. Außerdem ist sie aufklappbar für den Schiffsverkehr auf der Schlei. Allerdings mit Einschränkungen: Häufige Aussetzer verärgern entweder Radfahrer, Autofahrer, Segler – oder alle zusammen. Deshalb soll voraussichtlich bis zum Jahr 2023 ein Neubau direkt neben der alten Konstruktion entstehen. Berühmt ist Lindaunis auch als Schauplatz der von 1986 bis 2013 ausgestrahlten ZDF-Serie Der Landarzt: Zwar wurde das fiktive Fernsehdorf Deekelsen aus mehreren Ortschaften an der Schlei filmszenisch zusammengesetzt, aber noch immer ist das Gutshaus – Gut Lindauhof in Boren bei Lindaunis mit dem gleichnamigen Café (s. u.) –, in dem der telegene Landarzt residierte, für viele Besucher ein Muss. Darüber hinaus glänzt Lindaunis vor allem mit viel Ruhe und Beschaulichkeit, speziell an der idyllischen Marina, wo sich der Trubel in Grenzen hält. Umso besser kann man auf den Bänken am Ufer der Schlei den Tag verträumen.

Cafés

Café Lindauhof Wo früher der Landarzt für die gleichnamige ZDF-Fernsehserie praktizierte, kommen heute hausgebackene Kuchen und Torten auf den Tisch – bei gutem Wetter im Garten. ■ Lindauhof 4, 24392 Boren, Tel. 046 41/3710, www.cafelindauhof.de, März–Okt. Mo–Fr 11–19, Sa, So u. Fei 9–19, Nov.–Feb. Sa, So u. Fei 9–19 Uhr, Jan. geschl.

Gefällt Ihnen das?

Interessieren Sie sich noch für weitere Drehorte der über ein Vierteljahrhundert lang im ZDF gesendeten Serie »Der Landarzt«, neben dem im 16. Jh. erbauten **Gut Lindauhof**, das als Kulisse für die Treppenszenen vor der Landarztpraxis diente? Dann besuchen sie doch in Kappeln das Restaurant **Aurora** (S. 87) – Asmussens Kneipe. Dessen rustikales Ambiente markiert dort heute als Landarztkneipe den Nichtraucherbereich.

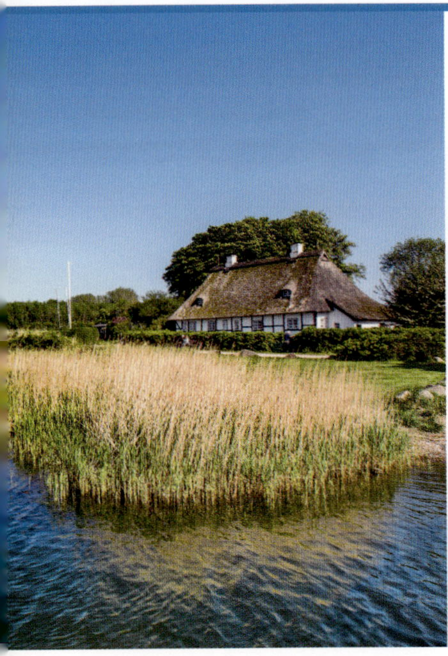

Traditionelles Reetdachhaus an der Schlei bei Sieseby

33 Sieseby (Thumby)

Gepflegte Reetdachromantik mit Stockrosen wie aus dem Bilderbuch

Information

■ Ostseefjord Schlei GmbH, Plessenstraße 7, 24837 Schleswig, Tel. 46 21/85 00 50, www.ostseefjordschlei.de

Viele Kenner halten Sieseby für die schönste Perle unter den Schleidörfern. Dieser zur Gemeinde Thumby gehörende Ort steht komplett unter Denkmalschutz. Die schmucken, oft weiß getünchten Fachwerkhäuser an der einzigen Hauptstraße tragen einheitlich ein Reetdach. Aus den blühenden Vorgärten duftet es nach Lavendel und Wildrosen. Hübsch sind auch die romanische Kirche und der Kirchhof mit seiner Lindenallee sowie das alte Pastorat. Nahe dem Anleger stehen Bänke in erster Reihe mit Blick auf die Schlei. Malerisch: Wer noch nicht zur Ruhe gekommen ist, kann dem Kleinen Pilgerweg folgen, der zu sechs Stationen führt – in und um die Kirche herum, an die Schlei sowie durch die Lindenallee zum Friedhof.

Sehenswert

St. Petri

| Kirche |

Die spätromanische Backsteinkirche gilt als eine der schönsten in Schleswig-Holstein. Vermutlich wurde sie bereits im ersten Drittel des 13. Jh. errichtet. Im Inneren findet sich eine Granittaufe noch älteren Datums – aus dem 12. Jh. Das Wappen zeigt unter der Bischofsmütze einen Dingstock in Form eines Antoniuskreuzes mit jeweils einem Ring an den Balkenenden, der auf die mittelalterliche Thingstätte (Versammlungsstätte) im Raum Rieseby verweist.

■ Petriweg 1

Mühle Anna

| Museum |

1911 wurde die Mühle Anna aus Westerhever nach Norby verbracht und aufgebaut. Heute befindet sich hier auf mehreren Etagen ein Heimatmuseum, zu dem auch die Alte Sägerei und das Außengelände gehören. Rund 2000 Exponate geben Einblick in die Geschichte Schwansens und in die frühere Handwerkskunst: mit Küchenbereich, Fotoatelier, Stellmacherei, einer Schmiede, einer Schuhmacherwerkstatt. Außerdem ergänzen interessante Fundstücke aus der Stein-, der Bronze- und der Eisenzeit die Ausstellung. Direkt neben der Mühle

Anna, im heute eher an eine Villa erinnernden ehemaligen Müllerhaus, befindet sich ein kleines Künstleratelier.
■ Möhlnbarg 5, Tel. 043 55/98 99 81, www.muehle-anna.de, Sa u. So 14–17 Uhr

Restaurants

18 **€–€€ | Alt Sieseby von 1867** Die Eigentümerin ist keine Unbekannte in der Region. Nachdem Maria von Randow mehr als zehn Jahre lang den Riesby Krog erfolgreich geführt hat, will sie nun das Gleiche in Sieseby wiederholen und hat dafür den Gasthof Alt Sieseby von 1867 grundsaniert. Das Ergebnis begeistert: Frischeküche mit regionalen Zutaten. Das Fleisch stammt aus den hiesigen Ställen, der Fisch aus heimischen Gewässern, das Gemüse von holsteinischen Äckern. Tipp: das Lieblingsmenü, bei dem man sich selbst drei Gänge aus den Gerichten der Karte zusammenstellen kann (38,50 €). ■ Dorfstr. 24, 24351 Thumby/Sieseby, Tel. 04 32/956 99 33, www.gasthof-alt-sieseby.de, Di–So ab 12 Uhr

Einkaufen

Kunsthuset Galerie und Ladengeschäft mit Holzarbeiten, Metallkunst, Keramik und Textilien. ■ Dorfstr. 24, Sieseby, Tel. 043 52/95 63 07 www.kunsthuset.de, Mi–So 11–18 Uhr. Im Winter Sa, So 11–17 Uhr, Jan., Feb. geschl.

Wandern

Rundweg Rieseby Etwa 12 km lang führt ein beschildeter Rundweg durch die malerische Kulturlandschaft. Start: Bahnhof Rieseby, dann Richtung Gut Stubbe über Petriholz, wo man auf interessante baumbewachsene bronzezeitliche Grabhügel stößt. Ein Stück geht es entlang der Schlei, wo zahlreiche Bade- und Picknickplätze zur Pause einladen. Weiter zu Gut Büstorf und über Norby zurück nach Rieseby.

In der Umgebung

Rieseby

| Ortsbild |

Etwas trubeliger wird es im rund 7 km südwestl. von Sieseby gelegenen Rieseby, das als kleines Zentrum der Schleidörfer auf der Schwansener Seite gilt. Vermutlich schon seit dem 6. Jh. besiedelt, wurde der Ort im Jahr 1352 das erste Mal erwähnt. Später entstanden hier vor allem adelige Landsitze wie das burgähnliche Gut Saxtorf, das im Jahr 1840 schon für sich allein 1237 Einwohner zählte, während im heutigen Hauptdorf Rieseby um 1875 nur etwa 50 Menschen lebten. Der große Aufschwung setzte erst mit Eröffnung der Eisenbahnlinie Kiel–Flensburg im Jahr 1881 ein. Heute leben etwa 2600 Menschen in dem beschaulichen Dorf.

ADAC Wussten Sie schon?

By(e), by(e) Bullerbü Viele der Dörfer in Schwansen und Angeln tragen Namen wie Schnarup-Thumby, Pommerby, Weseby, Westerakeby, Böelschuby, Brodersby, Gammelby, Gundelsby, Kalleby, Husby, Medelby, Schwensby, Esgrusschauby, Adelby, Engelsby – oder eben Rieseby und Sieseby. Viele sprechen die Endung wie ein »i«. Richtig ist aber ein »üü« wie in Bullerbü. »By« kommt aus dem Dänischen und bedeutet Stadt/Ort.

34 Schleswig

Spaziergang durch die Wikinger-Geschichte

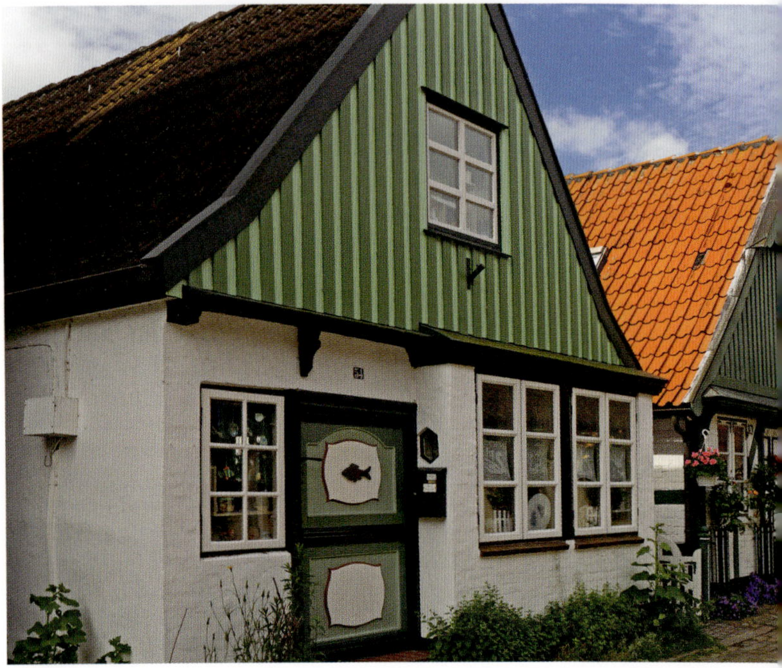

Wie in den alten Zeiten: Fischerviertel Holm zwischen Altstadt und Schleswiger Freiheit

Information

- Touristinformation Schleswig, Plessenstraße 7, 24837 Schleswig, Tel. 046 21/85 00 56, www.ostseefjordschlei.de
- Parken: siehe S. 101

Eine Notiz des Chronisten Adam von Bremen beschreibt den Untergang. Demnach wurde »Sliaswig« (gemeint ist Haithabu, ein sehr wohlhabender und volksreicher Ort an der Grenze des Dänenreichs) durch »einen plötzlichen heidnischen Überfall gründlich zerstört«. Dieser Überfall wird dem slawischen Stamm der Abodriten zugeschrieben, die östlich der Kieler Förde lebten. Schon zuvor war Haithabu im Jahr 1050 von Harald Hardråde (Harald dem Harten, Herrscher von Norwegen) angegriffen worden: »Verbrannt wurde von einem Ende zum anderen ganz Haithabu im Zorn«, dichtete ein Skalde aus dem Gefolge Haralds. Die verbliebenen Einwohner Haithabus flüchteten an das Nordufer der Schlei, Schleswig entstand. Tatsächlich markieren Funde aus den Schleswiger Hafengrabungen den Beginn der Bauaktivitäten in dieser Zeit. Spätestens 1134 entstand ein Dom, 1162 eine frühe Burg. Noch im 13. Jh. hatte Schleswig eine tragende Rolle als Han-

Plan
S. 98

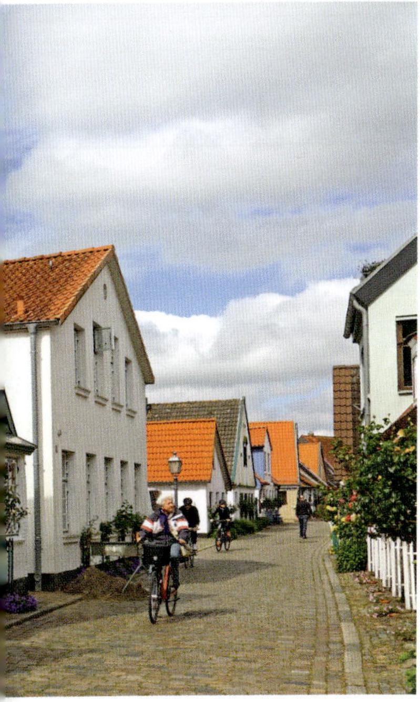

delsmetropole, bis Lübeck sich als Herz der Hanse etablierte. Wer heute zwischen Töpferstraße und Hafengang durch die Altstadt schlendert, bewegt sich also auf sehr altem Terrain, auf den gut 1000 Jahre alten Spuren der Wikinger.

Aktuell befindet sich Schleswig erneut in einem Umbruch. Einige architektonische Bausünden sollen abgerissen werden, um Neuem Platz zu machen. Auf dem Areal des ehemaligen Bundeswehr-Quartiers mit dem schönen Namen Auf der Freiheit wächst gar ein ganzer Stadtteil am Wasser neu in die Höhe: mit Häusern, Eigentumswohnungen, Cafés, Hotel und einem Jachthafen.

Sehenswert

1 Mühle Nicola

| Windmühle |

Eine Holländermühle, so malerisch, dass man glatt einziehen möchte. Die Mühle Nicola mahlt und arbeitet noch als funktionierendes Museum. Das hier verarbeitete Bioland-Brotgetreide geht an die Bäckerei Schmidt in Silberstedt und landet auch auf dem Frühstücksteller im beliebten Odins Gasthaus. Slow Baking von gestern für heute. Besichtigungen sind ganzjährig nur als Gruppe möglich, doch auch von außen gewinnt man einen guten Eindruck.

■ Auf der Freiheit 1, www.muehle-nicola.de, Besichtigung nur in Gruppen (Voranmeldung unter kontakt@muehle-nicola.de), tgl., pro Person 6 €

2 Holm

| Stadtteil |

Das verträumte Fischerviertel zwischen Altstadt und der Schleswiger Freiheit mit viel Flair: Zentrum des Holms ist der Friedhof mit einer Kapelle von 1876. Rundherum stehen die bunten Fischerhäuschen bis zu den Bootsanlegestellen mit ansehnlichen Fischerbooten. Das Holm Museum dokumentiert den Zeitenwandel mit historischen Fotos.

■ Süderholmstraße 2, Tel. 046 21/93 68 20, www.stadtmuseum-schleswig.de/das-holm-museum, tgl. 10–18 Uhr

3 St. Petri

| Dom |

Imposant von außen, prunkvoll von innen: Der im Jahr 1134 erstmals schriftlich erwähnte Schleswiger Dom gehört zu den bedeutendsten Baudenkmälern Schleswig-Holsteins. Das romanische Querschiff aus diesen Anfangsjahren ist noch erhalten. Bis zum 15. Jh. wurde der Bau zur spätgotischen Hallenkirche erweitert. Prunkstück des Gotteshauses ist der Bordesholmer Altar – einer der größten und in seiner künstlerischen Qualität überzeugendsten Schnitzaltäre des Mittelalters. 12,60 m hoch und 7 m breit ist die Altartafel aus Eichenholz, auf der der Bildhauer Hans Brüggemann in den Jahren 1514 bis 1521 auf 20 Bildflächen mit 392 Figuren die biblische Leidensgeschichte Christi (nach Holzschnitten aus Dürers kleinen Passion darstellte. Der 112 m hohe Turm des Sakralbaus wurde 1894 auf Wunsch von Kaiser Wilhelm II. fertiggestellt. Gegen eine kleine Spende kann man die 241 Stufen nach oben steigen und einen herrlichen Ausblick über Schleswig genießen.

■ Norderdomstraße 4, www.sankt-petri-dom.de, Mai–Sept. tgl. 9–17, Okt.–April tgl. 10–16 Uhr

4 Stadtpark Königswiesen

| Park |

Perfekt zum Spaziergehen und Durchatmen, mit mehreren schönen Spielplätzen für Kinder. Immer im Blickfeld dabei: die Schlei und der Turm des Schleswiger Doms Sankt Petri.

5 Schloss Gottorf

| Museum |

7 *Vom Glanz vergangener Zeiten bis zur Kunst von heute*

Burg Gottorf wurde erstmals um das Jahr 1160 erwähnt. Als Residenz und Festung der Bischöfe zu Schleswig wurde sie unter Bischof Occo errichtet und war einer von mehreren Vorläuferbauten des heutigen Schlosses. Dank ihrer Lage auf einer natürlichen Insel im Inneren der Schlei war sie nicht nur zur Bewachung des Landweges geeignet, sondern auch gut zu verteidigen. Bischof Occo starb im Jahr 1167 und wurde im Schleswiger Dom beigesetzt. Später diente Schloss Gottorf als Residenz des

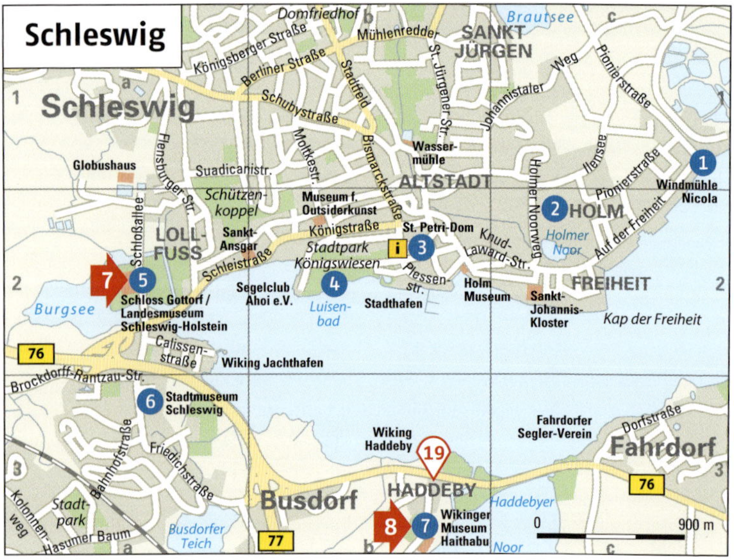

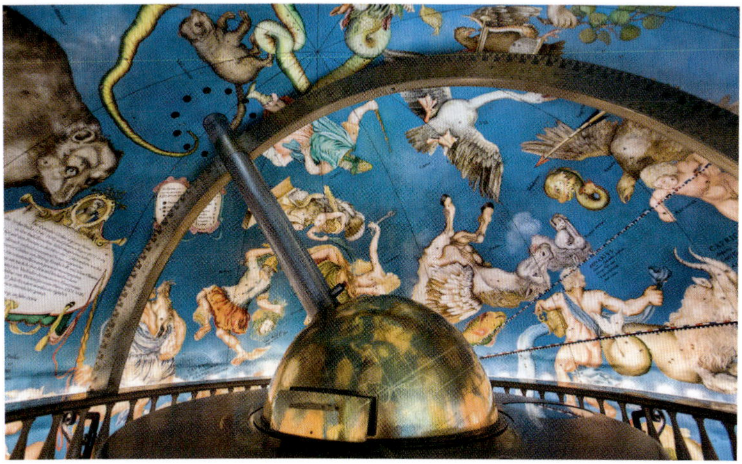

Die Innenwand des begehbaren Gottorfer Globus schmücken Sternbilder

dänischen Königs und der Herzöge von Schleswig-Holstein-Gottorf. Unter ihrer Herrschaft wurde Schleswig im 16./17. Jh. zu einem kulturellen Zentrum Nordeuropas. Aus dieser Zeit stammt auch der berühmte begehbare Gottorfer Globus, ein (rekonstruiertes) Wunderwerk zeitgenössischer Handwerkskunst (das Original befindet sich in der Kunstkammer in Sankt Petersburg). Neben dem Landesmuseum für Kunst und Kulturgeschichte mit Werken vom Mittelalter bis zur Gegenwart beherbergt das Schloss heute auch die Sammlungen des Archäologischen Landesmuseums mit mehr als 3 Mio. Fundstücken aus Nordeuropa von der Steinzeit bis ins hohe Mittelalter, darunter auch die berühmten Moorleichen.

■ Schlossinsel 1, Schleswig, Tel. 046 21/ 81 32 22, www.schloss-gottorf.de, Nov–März Di–Fr 10–16, Sa u. So 10–17, April–Okt. Mo–Fr 10–17, Sa u. So 10–18 Uhr, Eintritt Landesmuseen 9 €, erm. 6 €, Eintritt Globushaus im Barockgarten 7 €, erm. 5 €. Achtung: Erst Kinder ab 6 Jahren dürfen die Fahrt mit dem Gottorfer Globus mitmachen. Das Museum selbst weist leider an keiner Stelle darauf hin.

6 Stadtmuseum

| Museum |

Im einem schönen Gebäude-Ensemble des Günderothschen Hofs warten Stadtgeschichte und -geschichten: von den Anfängen über die Blüteperiode der Stadt zur Zeit der Gottorfer Herzöge bis zum deutsch-dänischen Konflikt im 19. Jh. und die Zeit als preußische Landeshauptstadt.

■ Friedrichstraße 9–11, Tel. 046 21/93 68 20, www.stadtmuseum-schleswig.de, Di–So 10–17 Uhr, 5 €, erm. 2,50 €

7 Wikinger Museum Haithabu

| Museum |

8 *Einmalige Anlage aus der Glanzzeit der Wikinger*

Wer noch kein Fan der Wikinger ist, hier wird er garantiert einer. Vor über 100 Jahren wurde Haithabu entdeckt, und noch immer finden Archäologen im Boden Spuren der einstigen Wikingersiedlung. In ihrer Blütezeit im 10. Jh.

Im Blickpunkt

Die Stadt, die Wikinger und der Müll

Von **Haithabu** geht ein besonderer Zauber aus. Auf dem riesigen Freigelände gibt es keinen Zentimeter, in dem nicht irgendetwas geschichtsträchtiges verborgen ist. Häuser standen hier, Werkstätten, auf den Landungsbrücken wurde gefeilscht, getratscht, gekämpft. Haithabu war reich, glänzend, eine Drehscheibe des Handels mit der ganzen damals bekannten Welt: Stoffe und Gewürze, Silber und Schmuck, Walross-Elfenbein, Pelze, Roheisen, Tafelgeschirr und vieles andere mehr, das man sich notfalls auch mit Gewalt besorgte. Ursprünglich waren es wohl friesische Kaufleute, die sich im 8. Jh. hier an der Schleniederließen: einem gut 40 km ins Land reichenden schiffbaren Seitenarm der Ostsee. Zu Beginn des 9. Jh. siedelte der dänische König zwangsweise Kaufleute aus seiner Heimat Haithabu an – und folgte selbst mit seinem Heer. Von Haithabus Hafen aus stachen die Nordmänner auf ihren schlanken schnellen Schiffen in See, um reiche Beutezu machen. In der Uferzone entstanden einfache Holzhäuser, in den höher gelegenen Regionen baute man in die Erde eingetiefte (Gruben-)Häuser mit Wänden aus Spaltbohlen oder lehmverkleidetem Flechtwerk. Ein halbkreisförmiger, rund 9 m hoher Wall umgab die etwa 26 ha große Ansiedlung, die in ihrer Blütezeit im 10. Jh. bis zu 2000 Einwohner hatte. Dann der Untergang im Jahr 1066 durch einen Überfall slawischer Gruppen. Hinzu kam aber noch ein Problem, mit dem auch unsere modernen Städte zu kämpfen haben: der Müll. Über Jahrhunderte hinweg hatten die Bewohner ihre Abfälle im Hafen entsorgt. Meterhoch lagerte der Unrat in Ufernähe und bewirkte eine Verlandung. Der Hafen vermüllt, die Bewohner durch verheerende Überfälle geschwächt, ein Stadtbild aus dem 9. Jh. – um die Mitte des 11. Jh. war die Zeit der Wikingermetropole abgelaufen. Die verbliebenen Einwohner zogen ans Nordufer und bauten eine neue Stadt. Das wikingerzeitliche Haithabu wurde durch die mittelalterliche Stadt Schleswig abgelöst.

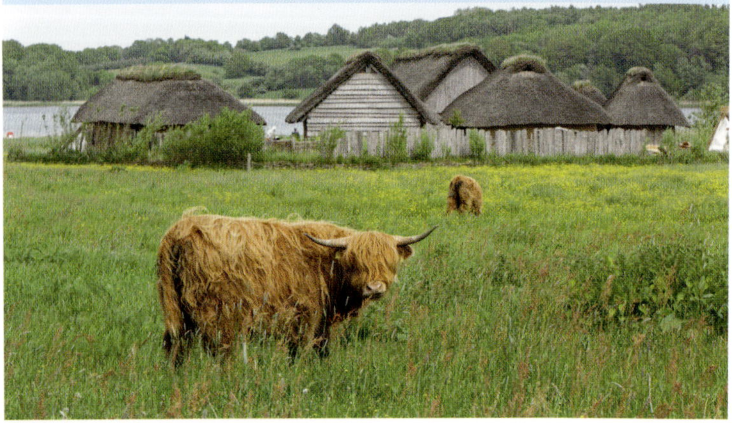

war Haithabu (siehe »Im Blickpunkt«, linke Seite) die mächtigste Handelsmetropole im Ostseeraum. Auf dem riesigen Freigelände kann man u. a. sieben originalgetreue Wikingerhäuser und eine Landebrücke anschauen.
■ Am Haddebyer Noor 5, Busdorf, Tel. 046 21/81 32 22, www.schloss-gottorf.de, Ende März–Ende Okt. tgl. 9–17, Nov.–März Di–So 10–16 Uhr (nur Ausstellungsgebäude, die Wikinger Häuser sind im Winter geschlossen), 7 €, für Kinder unter »Schwertlänge« (1,20 m) Eintritt frei

P Parken

Fast alle Parkplätze in der Stadt sind kostenlos. Einfach dem Parkleitsystem folgen. Schön zentral: **Parkhaus Königstraße,** mit Parkscheibe 3 Std. freies Parken. ■ Plan S. 98 b2

Restaurants

€€ | **OCCO Konditorei & Brasserie** Direkt auf der Schlossinsel gibt es tagsüber Kuchen, mittags Lunchbuffett, abends leckere Tapas. ■ Schlossinsel 1, Tel. 046 21/852 47 00, www.occo-gottorf.de, Mi–So 11–open end, Di 11–17 Uhr, Plan S. 98 a2

€€ | **Wikingerschänke** Rustikal-gemütliches Erlebnisrestaurant mit regelmäßigen Wikinger-Events. Sehr beliebt ist das Burgerbuffett am Mittwochabend. ■ Am Margarethenwall, 24866 Busdorf, Tel. 046 21/321 90, www.wikingerschaenke.de, Mi–Sa 16–22, So 10–17 Uhr

19 €€€ | **Odins Haddeby** In dem ehemaligen Dorfkrug von 1828 kommen heute hochwertige regionale Produkte der Saison auf den Tisch. ■ Haddebyer Chaussee 13, 24866 Busdorf, Tel. 046 21/85 05 00, www.gasthaus-haddeby.de, Nov.–März Mi–So ab 7, warme Küche von 11.30–21.30, April–Okt. tgl. ab 7, warme Küche 11.30–22 Uhr

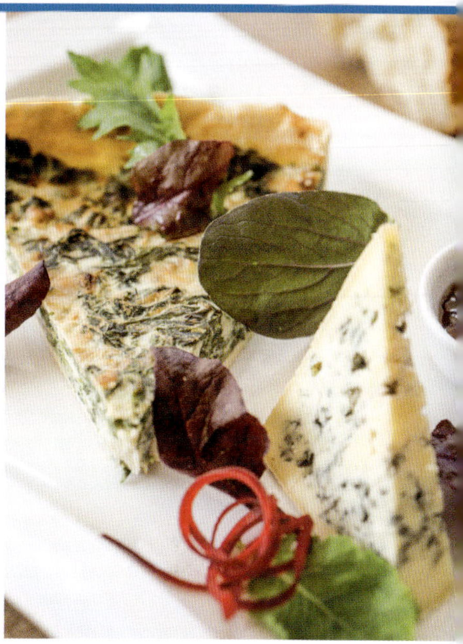

Man gönnt sich ja sonst nichts: Wildkräutertarte in Odins Haddeby

Cafés

Hafencafé Seit 1962 unter dem Namen Alte Liebe geführt als kleines Büdchen und Kiosk zum Verleih von Tretbooten, gibt es nach dem Umbau und der Neueröffnung nun auch diverse Crêpes und Snacks sowie ein großes Frühstücksangebot. ■ Am Hafen 11, Tel. 046 21/530 19 40, www.hafencafe-schleswig.de, tgl. 8–22 Uhr, Plan S. 98 b2

Kleines Traumcafé In der alten Apotheke von 1517 werden üppige hausgemachte Kuchen und Torten serviert – ein wahrgewordener Traum für alle Naschkatzen. Es gibt auch schöne Außenplätze. ■ Rathausmarkt 14, Tel. 046 21/29 07 11, www.kleines-traumcafe.de, tgl. Mo–So 9–18 Uhr, Plan S. 98 b2

Übernachten

In Kappeln und Schleswig, den beiden gemütlichen Metropolen der Region, findet man sehr hübsche, moderne und individuelle Stadthotels. Abseits dieser beiden Zentren, mitten in der idyllischen Landschaft der Schleiregion mit ihren sanften Hügeln, reetgedeckten Häusern und den historischen Spuren der Wikinger gibt es einfache, aber reizende Pensionen und Gästehäuser in den verträumten Dörfern, manche sogar mit dem atemberaubenden Blick auf die Schlei, die diese Region so sehr prägt. Besonders beliebt sind Ferien auf dem Bauernhof.

Kappeln 86

€ | **Gut Priesholz** Idyllischer Gutshof in Alleinlage nahe Kappeln, perfekt für Kinder. ■ 24395 Rabenholz (8 km westl. von Kappeln), Tel. 0173/499 20 02, www.gut-priesholz.de

€€ | **Mittenmang** Schöne, 200 Jahre alte Hofanlage an der Schlei mit landwirtschaftlicher Nutzung (Hühner, Schweine, Rinder, Schafe, Pferde), Hofcafé und 12 hübschen Ferienwohnungen im Bauernhaus, in der Scheune und im ehemaligen Getreidespeicher. ■ 24398 Winnemark (ca. 9 km südl. von Kappeln), Tel. 046 44/966 90, www.mittenmang-schlei.de

€€€ | **Pierspeicher Kappeln** Im denkmalgeschützten Ambiente des früheren Getreidespeichers wurden 14 Gästezimmer eingerichtet, die in den historischen Mauern auf 5 Etagen einen modernen Hotelstandard bieten. ■ Am Hafen 19c, 24376 Kappeln, Tel. 046 42/92 47 80, www.pierspeicher.de

Süderbrarup 90

€ | **Putbrese Hof** Landleben pur: Der schöne Dreiseithof in Ulsnis, 9 km südlich von Süderbrarup, bietet drei geschmackvolle Einzelzimmer und zwei Doppelzimmer sowie eine Ferienwohnung. Familienfreundlich. Auf Wunsch mit Frühstück (6 €) – das Ei kommt übrigens von den eigenen Hühnern. ■ Schleidörfer Straße 10, 24897 Ulsnis, Tel. 046 41/484 97 04, www.putbrese-hof.de

Lindaunis 93

€ | **Zur Schleibrücke** Einfache Pension mit Zimmern im Landhausstil. Schön gelegen, direkt an der Schlei. ■ Schleistraße 3, 24392 Boren-Lindaunis, Tel. 046 41/986 41 96, www.zurschleibruecke.de

Sieseby (Thumby) 94

€€ | **Gut Büchenau** Eine prächtige Lindenallee führt durch einen Park zum Gutshaus mit drei individuellen Ferienwohnungen und einem Ferienhaus in Einzellage. ■ Gut Büchenau, 24354 Rieseby (ca. 11 km südwestl.), Tel. 043 55/215, www.gut-buechenau.de

€€ | **Landhaus Schlei** Im idyllischen Schleidorf Bohnert zwischen Kosel und Rieseby locken drei schöne Ferienwohnungen mit großem Garten und schönem Blick. Besonderheit: Kaminraum mit Flügel. ■ Kaiserstraße 13, 24354 Bohnert/Kosel (ca. 14 km südwestl.), Tel. 043 55/99 97 75, www.landhaus-schlei.de

Schleswig 96

€ | Hotel an der Schlei Einfaches, günstiges Hotel in schöner Lage nahe Haithabu und nur wenige Schritte vom Ufer der Schlei entfernt. ■ Dorfstraße 44, 24857 Fahrdorf (ca. 9 km südöstl. von Schleswig), Tel. 046 21/380 00, www.hotelanderschlei.de

€€ | Gut Royum Auf dem malerisch gelegenen Dreiseithof mit großem Herrenhaus kann man gut Landluft schnuppern: 6 Ferienwohnungen und 4 Doppelzimmer werden vermietet. Schönes Extra: die Fasssauna im Garten. ■ Royumer Weg 6, 24864 Brodersby (ca. 10 km westl. von Schleswig), Tel. 046 22/41 41 94, www.gut-royum.de

€€ | Hotel Strandleben Seit der Schließung des Bundeswehrstandortes entsteht in Schleswig das neue Stadtviertel Auf der Freiheit direkt an der Schlei. Schick im Design und mit fantastischem Blick: das Hotel Strandleben in den Mauern des ehemaligen Offiziersheims. ■ Schleibogen 6, 24837 Schleswig, Tel. 046 21/396 99 65, www.strandleben-schleswig.de

€€ | Hotel Waldschlösschen Früher jagten im Pöhler Wildgehege die Herzöge von Gottorf, heute kann man angenehm im Hotel Waldschlösschen residieren, nur etwa 2 km vom Zentrum Schleswigs entfernt. ■ Kolonnenweg 152, 24837 Schleswig, Tel. 046 21/38 30, www.hotel-waldschloesschen.de

€€ | Hotel Zollhaus Direkt am Schlosspark von Schloss Gottorf gelegen. Stilvolle Zimmer in historischem Ambiente. ■ Lollfuß 110, 24837 Schleswig, Tel. 046 21/29 03 40, www.zollhaus-zu-gottorf.de

€€€ | Fährhaus Missunde Das beliebte Restaurant bietet auch vier Suiten in großzügiger Architektur und edler Ausstattung. Direkt an der Schlei gelegen, mit Blick auf die Missunder Fähre. ■ Missunder Fährstr. 33, 24864 Brodersby (ca. 10 km westl. von Schleswig), Tel. 046 22/626, www.faehrhaus-missunde.de

ADAC Das besondere Hotel

Urlaub auf dem schwimmenden Hausboot? Das **Ostsee Resort Olpenitz** gehört zu den ambitioniertesten Tourismusprojekten Schleswig-Holsteins. Zwischen Ostsee und Schlei entsteht im Kappelner Stadtteil Olpenitz auf dem Gelände des ehemaligen Marinestützpunkts ein weitläufiges Feriendorf. Ein Großteil der Villen, Häuser und Wohnungen – alle mit bester Aussicht – sind bereits fertiggestellt und werden schon jetzt gut gebucht.

€€€ | Ostsee Resort Olpenitz, Buchung z. B. über NBC Touristik Olpenitz, Am Jachthafen 56d, Olpenitz, Tel. 049 26/789 40 60, www.ostsee-olpenitz.org

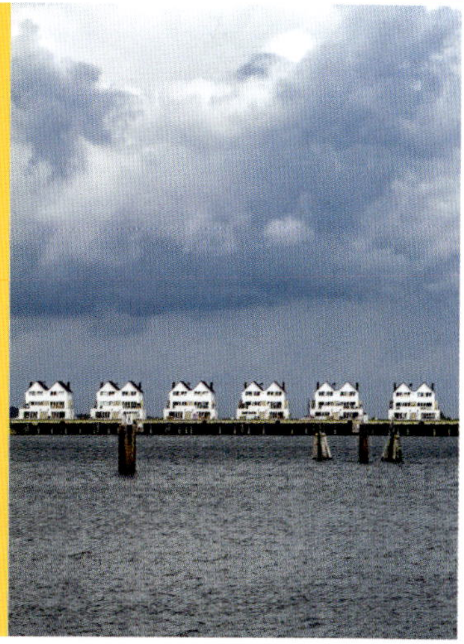

Angeln und die Flensburger Förde

Reetdach-Romantik und eine reiche Historie prägen die abwechslungsreiche Natur- und Küstenlandschaft dieser Region

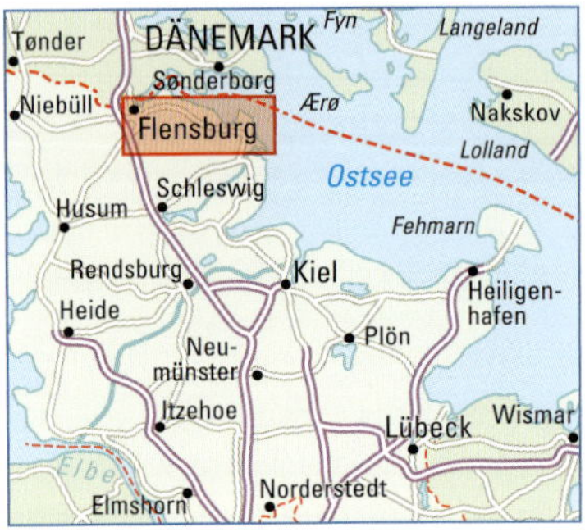

Sandstrand, Sonne, Weite und Wälder: Die abwechslungsreiche Natur- und Küstenlandschaft der Region Angeln kennt keinen Massentourismus, keine Hotelburgen und keine Kurtaxe. Auch breite Strandpromenaden oder Seebrücken sucht man vergeblich. Warum man trotzdem hierher kommen soll? Weil einen hier beinahe nichts im Genuss der puren Natur stören kann, auch nicht das leise Tuckern eines Traktors irgendwo hinter einem Wald. Übergroß spannt sich der Himmel über der Ostsee, die Wolkengebilde sehen aus wie eigene Landschaften. Für den Reisenden bedeutet das eine Kur für die Sinne, Zeit für das Wesentliche: Zur Ruhe kommen und diese abwechslungsreiche Landschaft aufnehmen, die aus der Luft wie ein Mosaik aussieht, gegliedert in Felder, Wälder und Knicks, unterbrochen von schmalen Wegen und sanften Hügeln. Quer durch Angeln führt die Nordstraße B199 über 50 km von Kappeln nach Flensburg. Tipp: nicht immer nur schnurstracks durchsausen, sondern auch mal rechts und links abbiegen, bis die Straßen immer schmaler werden und irgendwann an einem Feldweg, am Wald oder an der Ostsee enden. Dort ist es immer am schönsten.

In diesem Kapitel:

ADAC Top Tipps:

9 **Wasserschloss Glücksburg**
| Schloss |
Dieses Schmuckstück gehört einem echten Prinzen. Besucher haben trotzdem Zutritt, denn das Schloss ist auch ein Museum. 112

10 **Museumshafen Flensburg**
| Architekturdenkmal |
Hier spürt man den Atem der Geschichte: mit Bohlwerk, Steganlage, der Rekonstruktion des Hafenkrans von 1726 und mit 20 historischen Schiffen, vom Traditionssegler bis zum Haikutter. 118

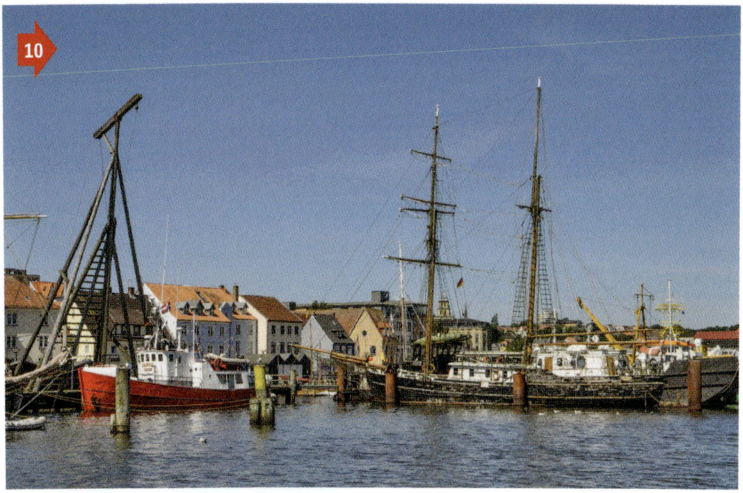

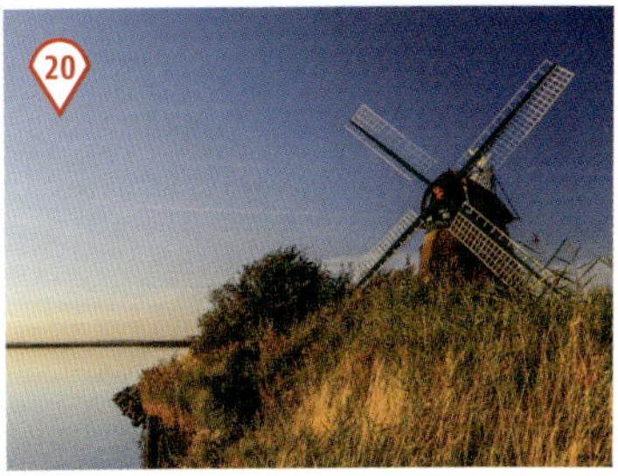

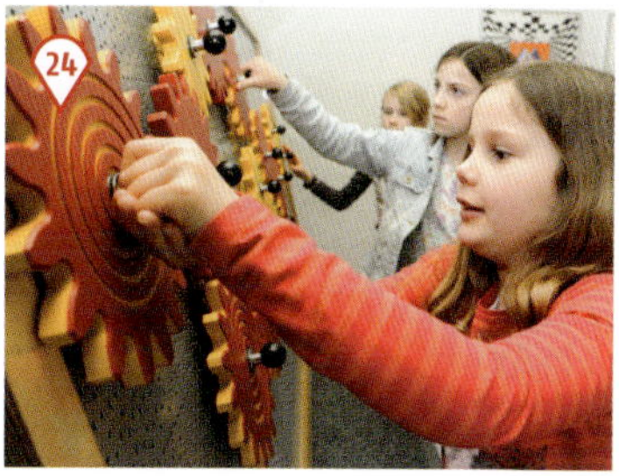

ADAC Empfehlungen:

20 **Geltinger Birk**
| Landschaft |
Stilles Naturschutzgebiet und Vogelparadies auf einer Landzunge, Windmühle inklusive. 107

21 **Anna und Meehr, Langballig**
| Restaurant |
Herrlicher Ort am Hafen mit kleinen, feinen Tagesgerichten. 111

22 **Kaffeerösterei Frieda**
| Café |
Leckeres aus der eigenen Rösterei – gleich im Café probieren! 111

23 **Rosarium, Glücksburg**
| Rosenzucht |
Im Garten der Düfte: eine wohlriechende Oase der Farben und Formen nahe dem Wasserschloss. 113

24 **Phänomenta, Flensburg**
| Museum |
Ein naturwissenschaftliches Museum zum Anfassen hinter futuristischer Fassade. 119

25 **Bens Fischhütte, Flensburg**
| Restaurant |
Hering für Gourmets in einer legendären Fischbude auf dem Flensburger Bohlwerk im Hafen. 122

35 Sörup

Verträumtes Dorf zwischen Wald, Mooren und zwei Seen

Information

■ Touristikverein Sörup am Südensee, Bahnhofstraße 2a, 24966 Sörup, Tel. 046 35/1277, www.touristik-soerup.de

Die dänische Form des Ortsnamens Sørup bedeutet soviel wie Dorf am See oder Seedorf, womit die idyllische Lage Sörups inmitten einer Moor- und Seenlandschaft schon beschrieben ist. Der Südensee liegt nahe am Ortskern, der Winderatter See etwas weiter entfernt. 1338 wurde Sörup das erste Mal erwähnt, doch eine noch frühere Besiedlung gilt als gesichert, da die imposante romanische Granitquaderkirche St. Martin aus dem 12. Jh. stammt. Einen Aufschwung erlebte das Dorf, als im Jahr 1881 die Kiel-Flensburger Eisenbahn gebaut wurde, die bis heute in Sörup hält, – der hiesige Bahnhof ist für die kleinen Gemeinden nördlich des Dorfes bis zur Ostseeküste der einzige nahegelegene.

ADAC Mobil

Sörup liegt auf der Bahnstrecke zwischen Kiel und Flensburg. Etwa 75 Minuten dauert die Fahrt durch die landschaftlich sehr reizvollen Regionen Angeln und Schwansen. Steigt man in Kiel ein, sieht man die großen Containerschiffe und Fähren am Hafen. In Eckernförde fährt man genau am Strand entlang, und nach dem Halt in Rieseby rattert der Regionalexpress über die alte Klappbrücke Lindaunis über die Schlei, bis die sanften Hügel der Angeliter Landschaft folgen. Mit dem Schleswig-Holstein-Ticket der Deutschen Bahn kann man beliebig viele Fahrten an einem Tag unternehmen. *www.nah.sh, www.bahn.de*

Sehenswert

Südensee

| Landschaft |

Der Südensee verdankt seinen Ursprung der Eisschmelze während der letzten Eiszeit. Nach 1927 existierten hier zwei separate Badestellen für die Jungs und die Deerns. Es entstanden Umkleideräume und Laufstege aus Holz sowie an der Jungs-Badestelle auch ein hölzernes Sprungbrett. Die Geschlechtertrennung ist längst passé; heute gibt es hier ein Lehrschwimmbecken, einen Kinderspielplatz, eine DLRG-Wachstation sowie einen Kiosk und fünf ganzjährige Wohnmobilstellplätze (4 € pro Nacht). Eine reizvolle Rundwanderung von etwa 10 km mit Start und Ziel am Bahnhof Sörup führt einmal um den See herum.

■ Seeblick 18

Obstmuseum »Pomarium Anglicum«

| Museum |

Im Ortsteil Winderatt dreht sich (fast) alles um den Apfel. 725 verschiedene Apfelsorten auf dem schönen Gelände wachsen hier, viele der historischen Sorten sind heute selten. Die Themengärten wurden besonders schön mit Alleen, Laubengang und unterschiedlichen Obstspalieren gestaltet. Das Museumsgebäude zeigt auch alte Gerätschaften zur Ernte und Verarbeitung von Äpfeln und anderem Obst.

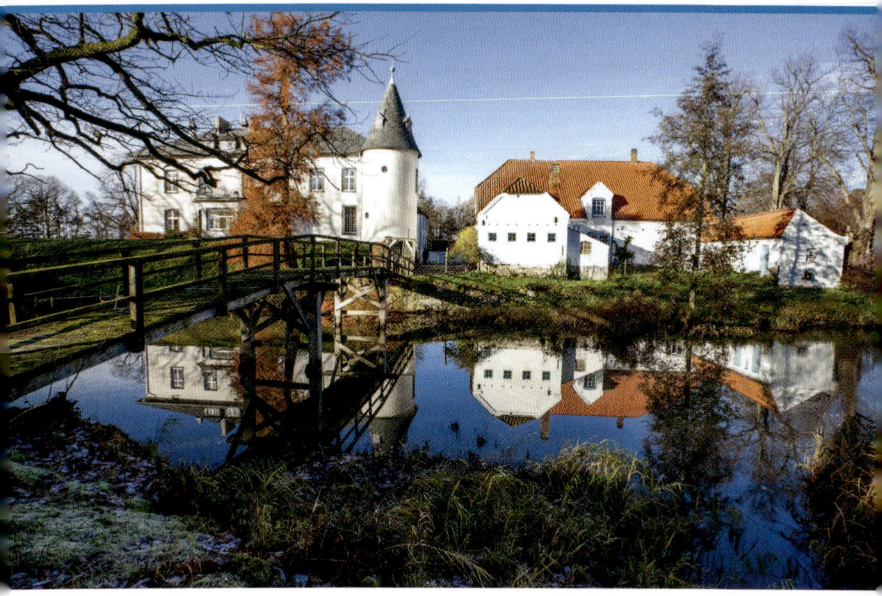

Ein Wassergraben umgibt das fast 800 Jahre alte Schloss Gelting

■ Winderattfeld, 2, Tel. 046 35/27 45, www.alte-obstsorten.de, Mai, Juni, Juli unregelmäßig an den Wochenenden, Aug.–Okt. Fr–So 11–17 Uhr, 5 €

36 Gelting

Ein Ort mit langer Geschichte als Eingangstor zum Naturschutzgebiet

i Information

■ Ferienland Ostsee Geltinger Bucht e. V. Nordstraße 1a, 24395 Gelting Tel. 046 43/ 777, www.ferienlandostsee.de

Schon im Jahr 1230 wurde Gelting, der kleine Ort am Südende der Geltinger Bucht, schriftlich erwähnt. Trubelig wird es allenfalls in den Sommermonaten, wenn sich die Touristen aus den umliegenden Ostsee-Ferienhäusern hier mit Lebensmitteln versorgen und die Inhaber von Eisdielen und Restaurants ihre Tische nach draußen stellen. Das weiß getünchte Schloss Gelting war vermutlich die erste Ansiedlung des Ortes. Als Zentrum eines kaum besiedelten Kronguts des dänischen Königs diente es vor allem als Jagdschloss. Seinen mittelalterlichen Ursprung sieht man dem Geltinger Schloss heute nicht mehr an. Im 18. Jh. erhielt es sein heutiges Aussehen: eine Hofanlage mit Herrenhaus im holländischen Stil, umgeben von einem Wassergraben. Es befindet sich im Privatbesitz der Barone von Hobe-Gelting. Ein Stück weiter beginnt das Naturschutzgebiet Geltinger Birk.

Geltinger Birk

| Landschaft |

20 *Entschleunigen im Vogelparadies mit Blick auf die Ostsee*

Den Kopf in den Wind halten, durchatmen, zur Ruhe kommen: Einen besseren Platz als die Geltinger Birk scheint es dafür nicht zu geben. Das Natur-

Im Blickpunkt

England und die Angeln

Ab dem 5. Jh. wanderten zahlreiche Angeln nach Britannien aus und nahmen den Namen ihrer Heimatregion mit, sodass der Begriff England sowie die Bezeichnung der englischen Sprache letztlich auf die Halbinsel Angeln zurückzuführen ist. Die Gründe für diese Landflucht liegen allerdings im Dunkeln. Vermutet werden klimatische Gründe, da zuerst die Orte mit schweren, lehmigen Böden verlassen wurden. Das Gebiet war um 550 dann fast unbewohnt. Nach 600 siedelten sich allmählich Jüten und Dänen in Angeln an.

schutzgebiet an der Ostsee wirkt wie aus der Zeit gefallen. Seichte Wasserflächen, lichte Waldstücke, Schilfsümpfe, seltene Pflanzen, zwitschernde Vogelschwärme und schillernde Libellen. Zugvögel rasten hier, andere Vögel bleiben dauerhaft. Auf den Wiesen weiden Koniks und Galloway-Rinder. Vier Wege, zwischen 6 und 15 km lang, führen durch das Gebiet. Mit einigen Reetdach-Ferienhäusern, der Mühle Charlotte (in Privatbesitz) und der NABU-Schutzhütte halten sich Spuren menschlicher Besiedlung in Grenzen. Am Parkplatz Mühle Charlotte befindet sich der Birk-Kiosk, der ausgezeichnete Bio-Snacks, Suppen und selbstgebackene Kuchen verkauft, damit man sich vor oder nach der Wanderung stärken kann. Der Kiosk ist auch Treffpunkt von Führungen des Naturschutzbunds Deutschland (NABU).

■ März–Okt. Di–So 11–17 Uhr, Tel. 046 43/ 18 94 74, www.schleswig-holstein.nabu.de, Führungen (ca. 1,5 Std.) Mi 10, So 14.30 Uhr; Interessenten sollten zuvor tel. nachfragen, ob die Führung wirklich am gewünschten Tag stattfindet

Leuchtturm Falshöft

| Landmarke |

Dieser schmucke, rot-weiß gestreifte Leuchtturm bei Pommerby am Naturschutzgebiet Geltinger Birk wurde im Jahr 1910 nach zweijähriger Bauzeit in Betrieb genommen – zunächst als (quer zum Kurs leuchtendes) Quermarken- und Orientierungsfeuer, in den letzten Jahren dann nur noch als Quermarkenfeuer. 92 Jahre später wurde das Feuer des Leuchtturms gelöscht, heute kann hier u.a. mit Blick auf die Ostsee geheiratet werden. Für Hoch-

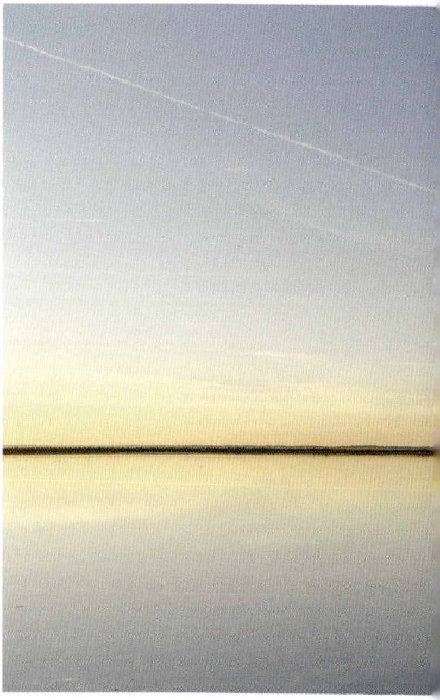

zeitsfotos eignet sich nicht nur der Turm selbst – auch der weiße Puderzuckersand am Strandabschnitt ab Falshöft bis Kronsgaard gibt einen hervorragenden Hintergrund ab.

■ Anfahrt: Nach dem Ortsausgang Pommerby links in Richtung Nieby abbiegen, dann den Schildern folgen. www.leuchtturm-falshoeft.de, 1. April–31. Okt. Di u. Do 15–17, Sa u. So (jedes 1. und 3. Wochenende im Monat) 14.30–17.30 Uhr

Einkaufen

Destille Dollerup Bis vor wenigen Jahren waren Obstbrände die Spezialität dieser etwa 18 km nordöstl. in Dollerup gelegenen Destillerie. Inzwischen erweitern Whiskey, Rum und Gin das im Hofladen angebotene Sortiment. Der Baltic Gin schmeckt klassisch mit deutlicher Wacholdernote, während der Gabelbart-Gin mit leichten Mandarinenoten gefällig den Gaumen kitzelt. Schönes Ambiente mit kleinem Café und interessanten Events wie der monatlichen Jazz-Session. ■ Neukirchener Weg 8a, 24989 Dollerup, Tel. 046 36/97 60 30, www.alles-apfel.com, Mo–Fr 9–18, Sa 11–16, Jazz-Session jeden 2. Fr im Monat ab 19 Uhr

37 Langballig

Sympathisch-trubeliger Hotspot für Segler, Genießer und Familien

Information

■ Tourist-Information Langballig, Süderende 1, 24977 Langballig, Tel. 046 36/88 80, www.langballig.de

Wahrzeichen der Geltinger Birk: die um 1835 errichtete Mühle Charlotte

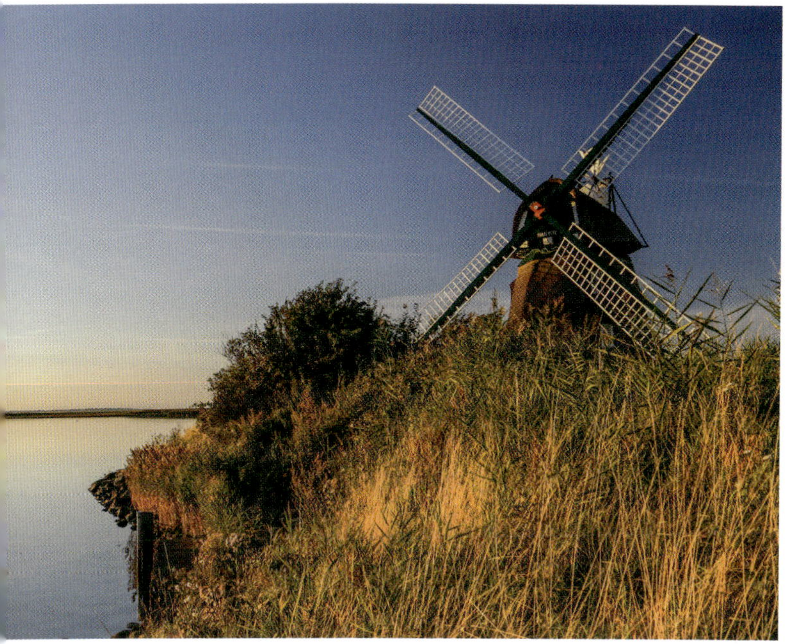

ADAC Mobil

Über die Förde nach Dänemark, hinüber zu den Nachbarn: Das **Passagierschiff Feodora II** der Reederei NAS (Nordische Ausflug Schifffahrts GmbH) fährt von Mai bis Oktober vier Mal wöchentlich von Langballigau in die hübsche Stadt Sonderborg auf der anderen Seite der Förde in Dänemark.
Tickets gibt es in Langballigau am Fahrkartenschalter (Fährhaus, Strandweg 4, Tel. 0 46 34/9 31 10 79 www.nas-feodora.de, 20 €, Kinder 12,50 €

Wer Urlaub in Langballig macht, meint meistens Langballigau, den Ortsteil direkt an der Ostsee. Dafür muss man nur von der Nordstraße abbiegen und eine Straße etwa 2 km nach unten fahren, um an einem kleinen Hafen anzukommen, der wegen seiner geschützten Lage bei Seglern besonders beliebt ist. Tatsächlich gibt es hier mit dem Strandweg eine Art kleine Strandpromenade mit Eisdielen, Restaurants, Wurstbuden oder Fischbrötchenverkauf. Der Naturstrand neben dem Hafen eignet sich auch gut für Kinder. Ein großer Spielplatz auf der Wiese hinter dem Strand lädt zum Toben ein. Charmant: Direkt daneben steht eine kleine Outdoor-Fitness-Station für Erwachsene. Mit DLRG-Aufsicht und einem Campingplatz.

Sehenswert

Landschaftsmuseum Angeln/Unewatt

| Museum |

Ein 1,7 km langer Rundweg führt durch das idyllische Dorf Unewatt, das in einer Senke neben der Nordstraße liegt. Der Weg führt über fünf Museumsinseln mit historischen Gewerken – einer wasserradbetriebenen Buttermühle, der Windmühle Fortuna, einer Räucherei mit gegenüber liegendem Transformatorenhaus, der Christesen-

Im Landschaftsmuseum Angeln/Unewatt wird die Historie quicklebendig

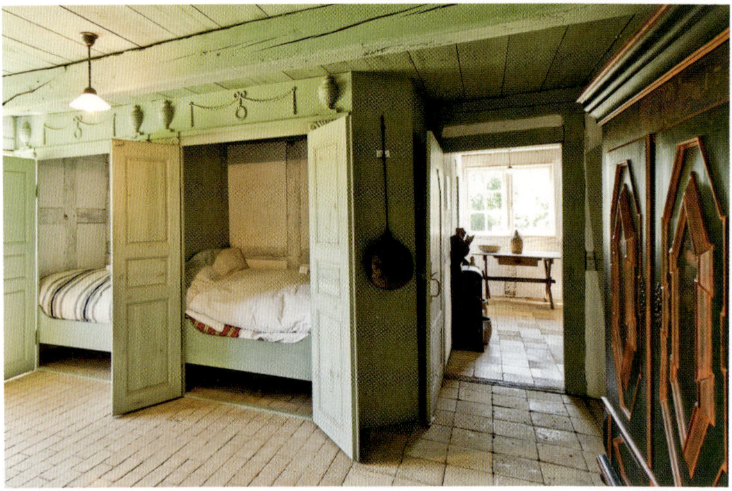

Scheune und dem Marxenhof, einem Südangeliter Fachhallenhaus von 1626. Ein Museumsdorf, in dem aber auch Menschen leben. Empfehlenswert: der Gasthof Landhaus Unewatt.

■ Unewatter Straße 1, Tel. 046 36/10 21, www.museum-unewatt.de, Mai–Sept. Di–So 10–17, April u. Okt. Fr–So 10–17 Uhr, Nov.–März geschl.

Restaurants

21 **€ | Anna und Meehr** Ein Logenplatz am Hafen – originell, selbstgemacht und exquisit. Anna-Kathrin Schulke-Klenk und Christian Klenk servieren Gerichte, die auf der kleinen Karte simpel klingen und dann aufregend anders auf den Teller kommen; überraschende Häppchen inklusive. Kleine, feine Auswahl an Tagesgerichten sowie herrliche selbstgebackene Torten und Kuchen – mit Blick auf den Hafen. ■ Am Hafen 9, Tel. 046 36/979 98 24, www.anna-und-meehr.de, April–Okt. tgl. 14–18, Nov.–März Sa u. So 14–18 Uhr

In der Umgebung

22 **Kaffeerösterei Frieda** Dem guten Aroma auf der Spur: Muntermacher, Stimmungsretter oder doch lieber ein Kraftprotz? Die sortenreinen Kaffees und charakterstarken Espressomischungen der Kaffeerösterei Frieda in Quern, rund 8,3 km südöstl. von Langballig, bringen mit ihrem ungewohnt intensiven Aroma alle Liebhaber zum Schwärmen. Das mag daran liegen, dass Katrin Dietz und Kim Bokelmann alles daran setzen, den reinen Geschmack aus der Bohne herauszulocken. Während industriell hergestellter Kaffee 90 Sekunden lang bei 500 Grad erhitzt wird, setzen die beiden Ex-Hamburger auf sanfte Röstung im Trommelröster. Bei einer Temperatur von 200 Grad und einer Röstzeit von 15 bis 20 Minuten verschwinden die Säurenoten. Auch die Herkunft der Bohnen spielt eine Rolle: Frieda Kaffee setzt auf fairen Handel mit kleinen Plantagen in Indien, Äthiopien, Papua Neuguinea oder Honduras. ■ Nübelfeld 64, 24972 Quern, Tel. 046 32/16 66, www.frieda-kaffee.de, Di–Fr 12–18 Uhr

ADAC Wussten Sie schon?

Der **Angler Muck**, das Nationalgetränk der Angeln, besteht im Wesentlichen aus Rum mit heißem Wasser. Ein halber Liter Rum wird zusammen mit einem halben Liter Wasser erhitzt, darf aber auf keinen Fall kochen. Dann wird er mit vier Esslöffeln Zucker und acht Esslöffeln Zitronensaft abgeschmeckt und in einem speziellen »Angler-Muck-Pott« auf dem Stövchen serviert, bis einen schon der aufsteigende Dampf ein bisschen»duhn« (betrunken) macht. Bis heute ist der Angler Muck das Basisgetränk bei Familien- und Dorffesten, wobei das exakte Mischungsverhältnis sehr individuell zu Gunsten des Rums austariert wird.

38 Glücksburg

Glücklich in Glücksburg? Aber ja. Das Seebad punktet mit Flair und Schönheit

Information

■ Touristinformation, Schinderdam 5 (im Rathaus), 24960 Glücksburg, Tel. 046 31/ 451 100, www.flensburger-foerde.de

Deutschlands nördlichste Stadt wird verziert von einem viertürmigen Wasserschloss, das Herzog Johann d. J. von Schleswig-Holstein-Sonderborg in den Jahren 1582 bis 1587 errichten ließ. Sein Wahlspruch lautete: »Gott gebe Glück mit Frieden« – davon leitete man auch den Namen für das Schloss wie für den Ort ab. Der Herzog wurde zum Stammvater einer Fürstenfamilie, der auch Auguste Viktoria angehörte, die Gemahlin Wilhelms II. Mit den Besuchen des Kaiserpaars kam auch der Tourismus in diesen verträumten Ort. Bis heute wirkt die Kleinstadt etwas schicker und polierter als die umliegenden Orte in Angeln, auch dank zweier exzellenter Hotels und dem Wirken des umtriebigen Sternekochs Dirk Luther. Seit 1872 ist Glücksburg ein Seebad, seit 1949 ein anerkanntes Seeheilbad. Gesundheit und Entspannung haben hier Tradition, es gibt viele Kur- und Wellness-Einrichtungen. Dazu gehören etwa der Kurpark, ein Reha-Zentrum, eine Klinik und eine Therme. Natürlich hat Glücksburg als Seebad auch Strände zu bieten: den Kurstrand im Zentrum, den Naturstrand Quellental und den Strand Holnis Drei auf der gleichnamigen Halbinsel.

Wasserschloss Glücksburg

| Schloss |

9 *Außen edel und innen belebt: zu Hause beim Prinzen*

»Gott gebe Glück mit Frieden« lautete der Wahlspruch des herzoglichen Bauherrn

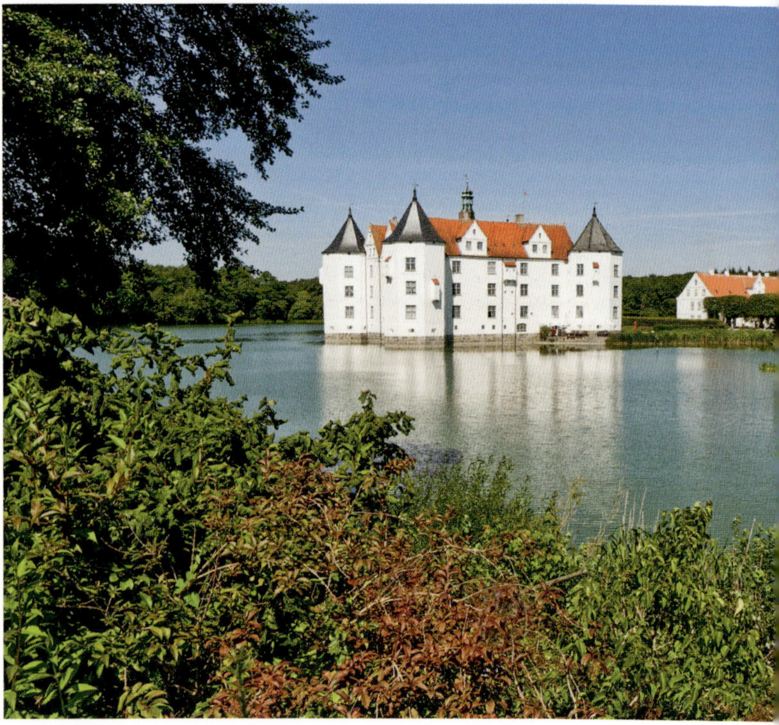

In diesem schneeweißen, im Jahr 1587 errichteten Bau residierten einstmals die Herzöge von Glücksburg, später dann die dänische Krone. Und noch immer gehört dieses imposante Schloss einem echten Prinzen, nämlich Christoph-Prinz zu Schleswig-Holstein-Sonderborg-Glücksburg. Besucher dürfen trotzdem ins Wasserschloss, denn der stattliche Bau inklusive Keller, Kapelle und Park dient auch als Museum. Dessen umfangreiche Sammlung umfasst Gemälde, Skulpturen, Möbel, Porzellan, Silber und Waffen. Eine Besonderheit sind die kostbaren niederländischen und flandrischen Teppiche. Und nicht zuletzt kann in diesem feudalen Ambiente auch geheiratet werden.

Im Blickpunkt

Der Menschenkenner

Treffsicher illustriert **Kim Schmidt** aus Dollerup den Alltag in Schleswig-Holstein, die Marotten und das Leben von Menschen, Schweinen und Kühen. Seine Karikaturen im »Flensburger Tageblatt« haben Kultstatus und eignen sich hervorragend, um die Norddeutschen und ihren trockenen Humor besser zu verstehen. Als amüsante Urlaubslektüre eignen sich etwa der Sammelband »Das war Öde. Comics von 1983–2015« oder die Tier-Cartoonserie »Local Heros«.
www.kim-cartoon.com

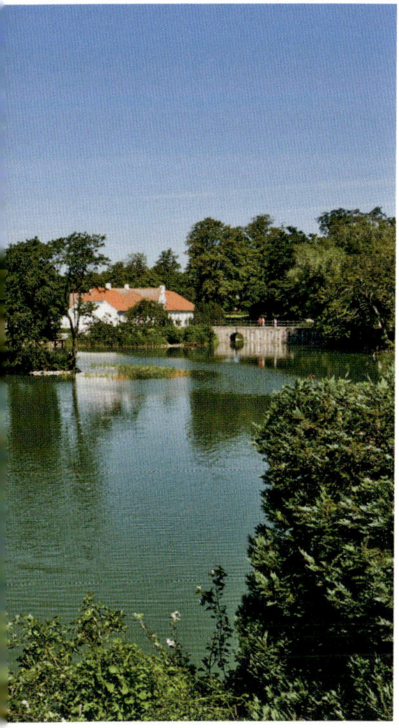

■ Schloss, 24960 Glücksburg, Tel. 046 31/ 44 23 30, www.schloss-gluecksburg.de, Mai–Okt. tgl. 10–18, Nov.–April Sa u. So 11–16 Uhr, 8 €, Familienkarte 16 €

Rosarium

| Rosenzucht |

23 *Ein Spaziergang durch den Garten der Düfte und Farben*

Eine Oase der Farben und feinen Düfte in unmittelbarer Nähe des Wasserschlosses Glücksburg mit einer Rosenzucht von mehr als 500 verschiedenen historischen und modernen Sorten von Wild- und Kletterrosen, darunter auch die wohl größte Sammlung englischer Rosen in Deutschland. Im Glashaus des Gartens werden wechselnde Kunstausstellungen gezeigt. Um Pflege und Erhalt der Parkanlage kümmern sich ehrenamtliche Helfer des Vereins »Schönes Glücksburg«.

■ Am Schloßpark 2 b, www.schoenes-gluecksburg.de, Mai–Okt. tgl. 10–18 Uhr, Eintritt frei

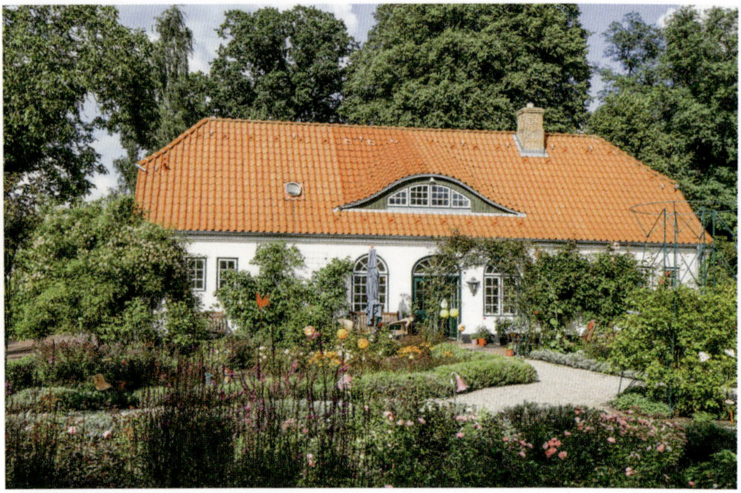

Im Garten der Düfte: das Rosarium beim Wasserschloss Glücksburg

Wandern

Rund um Holnis Eine 6 km lange idyllische Halbinsel nördlich von Glücksburg mit facettenreicher Landschaft: Wiesen, Wälder, Knicks und die Steilküste Holnis Kliff. Etwa 130 Vogelarten fühlen sich auf Holnis wohl. An heißen Sommertagen unbedingt die Badesachen mitnehmen, denn die Ostsee ist immer an der Seite und der schmale Strand am Nordzipfel für eine Erholungspause wie geschaffen. ■ Start und Ziel am Parkplatz Holnisser Noorstraße, Glücksburg, www.nabu-sh.de

ADAC Wussten Sie schon?

Stumme Zeugen einer stürmischen Vergangenheit: In der Flensburger Förde liegen bis zu 40 **Wracks** auf Grund: Segeljachten, Fischerboote, Reste eines Zerstörers und U-Boot-Teile. Das schönste Wrack: die für den Liniendienst zwischen Nord- und Ostseehäfen konzipierte, 40 m lange »Inger Klit (Baujahr 1954), die nach einer Kollision sank. Das Wrack ist stark versandet, aber Rumpf, Heck und Steuerstand sind deutlich zu erkennen – bei Tauchgängen mit Profis wie denen des »Bubblewatcher Tauchservice«.
www.bubblewatcher.de

Entspannung

Fördeland Therme Ein Bad für alle Fälle: Engagierte Schwimmer ziehen im 25-m-Sportbecken ihre Bahnen, Erholungssuchende ruhen in der Saunawelt mit Dampfbad, Kräutersauna, Fischerbanja, Aufgusssauna, Feuersauna, während andere auf der 105 m langen Familienrutsche sausen und die Jüngsten das Kinderbecken entern. Schöner Außenbereich. ■ Sandwigstraße 1A, Tel. 04631/444070, www.foerdelandtherme.de, So–Do 10–22, Fr u. Sa bis 24, Di u. Mi Frühschwimmen im Sportbad 6–10 Uhr, Saunawelt 2 Std. 16,50 €, Kinder (3–15 J.) 13,50 €, ganzer Tag 20,50/17,50 €

Im Blickpunkt

Genuss- und Schlemmer-Region Schleswig-Holstein

Nur Dorsch und Scholle mit Bratkartoffeln? Das war einmal. Schleswig-Holstein mausert sich zur Genuss-und-Schlemmer-Region. Das beweisen nicht nur die Sterne-Restaurants in Travemünde, Scharbeutz, Timmendorfer Strand oder Glücksburg, die mit kreativer Raffinesse die lokalen und saisonalen Zutaten auf internationalem Niveau präsentieren, sondern auch Events wie das Gourmetfestival Schleswig-Holstein: Ursprünglich im Jahr 1987 von zwölf Betrieben im Kreis Schleswig/Flensburg als Kooperation Gastliches Wikingland gegründet und als kulinarisches Pendant zum Schleswig-Holstein Musikfestival gedacht, deren Besucher im ländlichen Raum schon vorher von diesen Betrieben bewirtet wurden, gastieren nun jedes Jahr zwischen September und März nationale wie internationale Spitzenköche in ausgewählten Restaurants in ganz Schleswig-Holstein, um mit großer Handwerkskunst und viel Liebe zum Detail Feinschmeckermenüs auf heimische Teller zu zaubern. Zum einen soll auf diese Weise der kulinarische Horizont durch die Trendküchen Europas erweitert werden, zum anderen dient das Festival aber auch dazu, regionale Qualitätsprodukte aus Schleswig-Holstein in Europa bekannter zu machen.
Dass der kulinarische Kulturaustausch erfreuliche Früchte trägt, zeigt auch die steigende Zahl der Sterneköche im Land zwischen Nord- und Ostsee: Waren es im Jahr 1987 noch acht Michelin-Sterne, die sich auf sieben Betriebe in Schleswig-Holstein verteilten, so sind es heute schon mehr als 50 Restaurants, die in dieser Spitzenliga mitspielen. Begleitend dazu entstand mit FEINHEIMISCH ein Netzwerk agrarischer Erzeuger und Manufakturen, Küchenchefs und Gastronomen, die sich für frische, qualitativ hochwertige Lebensmittel ohne Zusatzstoffe aus regionaler Produktion einsetzen, vom Angler-Sattelschwein bis zum Quinoa-Anbau. Und: Für Käseliebhaber verbindet eine eigene Käsestraße mehr als 30 hier beheimatete handwerkliche Käsereien mit über 100 Käsesorten.
www.gourmetfestival.de, www.feinheimisch.de, www.kaesestrasse-sh.de

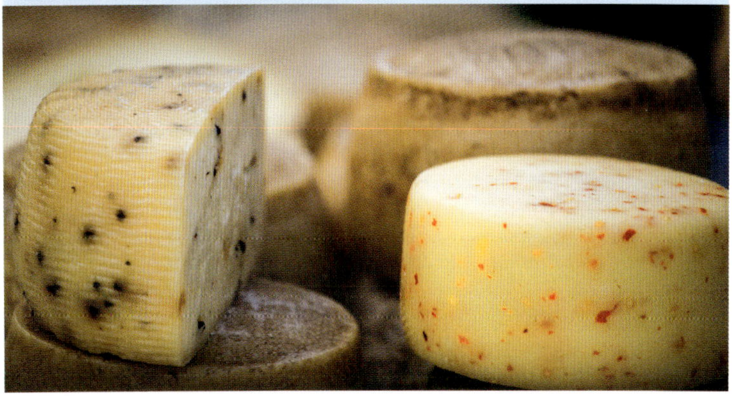

39 Flensburg

Markante Hafenstadt mit viel Charisma

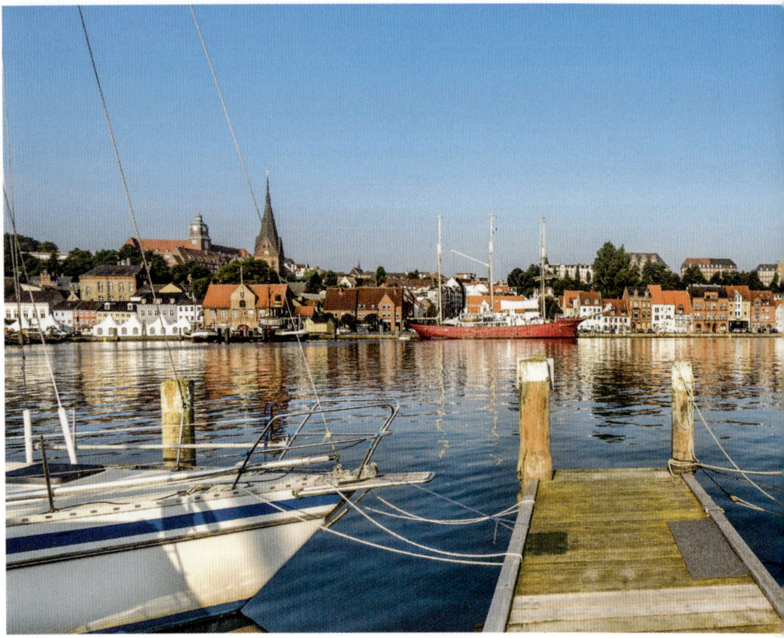

Stadt der zwei Kulturen: Flensburg ist eng verbunden mit dem dänischen Nachbarn

i Information

- Rathausstraße 8, 24937 Flensburg, Tel. 04 61/909 09 20, www.flensburger-foerde.de
- Parken: siehe S. 122

Die einst so stolze Kaufmannsstadt wirkt noch immer imposant. Wer von Osten über die B 199 kommend in Richtung Zentrum fährt und dann die Kulisse des Hafens voller Masten erblickt, während sich im Hintergrund die Giebelhäuser und der Museumsberg erheben, muss mal kurz glücklich die Luft anhalten ob dieses harmonischen Ensembles. Spuren von menschlichem Leben sind in Flensburg schon aus der Zeit der Vor- und Frühgeschichte bezeugt. Spätestens um die Mitte des 12. Jh. entstand im innersten Winkel der Flensburger Förde eine Handels- und Fischersiedlung mit der Kirche Sankt Johannis, deren Baubeginn auf 1128 datiert wird. Der Ort lag günstig, denn der sichere Förde-Hafen schützte vor Wind und Sturm. Zudem kreuzten sich hier gleich mehrere historische Handelsstraßen: der in nordsüdlicher Richtung bis Jütland verlaufende Ochsenweg und die von Osten nach Westen zwischen Angeln und Nordfriesland verlaufenden Angelbowege (dänisch »angelbo«: Angeliter).

Plan
S. 118

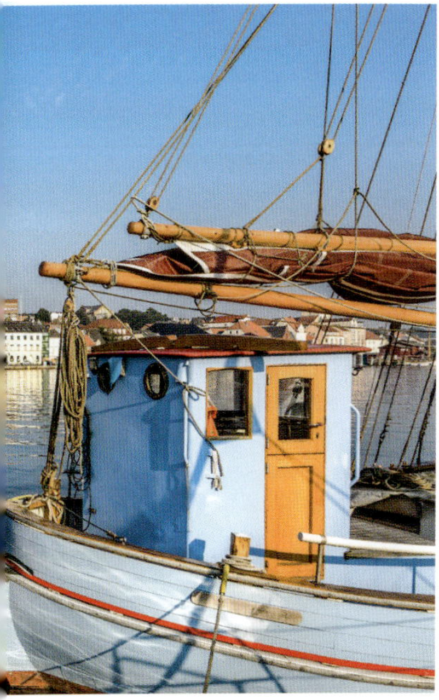

Flensburg wurde zur wichtigsten Stadt des Herzogtums Schleswig, das dem dänischen König unterstand – nicht dem Heiligen Römischen Reich deutscher Nation wie das angrenzende Holstein. Flensburg gehörte nie zur Hanse. Die Blütezeit der Stadt begann erst nach dem endgültigen Niedergang der Hanse gegen Ende des 17. Jh. Reich wurde Flensburg durch ein – den Handel mit Rum von den dänischen Karibik-Kolonien (den heutigen US-Virgin Islands) sicherndes – Privileg des dänischen Königs aus dem Jahr 1755. Deutlich älteren Datums ist Flensburgs Wahrzeichen, das 1595 am Nordrand der Altstadt errichtete und bis zum Ende des 18. Jh. deren nördliche Grenze markierende Nordertor.

Wer heute Flensburg besucht, trifft auf eine lebhafte Metropole – immer noch geprägt vom Hafen mit den prächtigen Kaufmannshäusern und einer langen Fußgängerzone, bei der es sich lohnt, auch mal links und rechts in einen der Höfe abzubiegen: Dort bringen Cafés, Kunstgewerbeläden und Designshops neues Leben in die alten Gemäuer. Eine Stadt, die auch die Dänen lieben: Speziell am Wochenende ist die Innenstadt voll mit dänischen Familien auf Shoppingtour. Das erinnert daran, dass Flensburg eine Grenzstadt ist – ansonsten spürt man die Grenze zwischen Schleswig-Holstein und Dänemark kaum. Viele aus der Region sprechen sogar beide Sprachen. Hinzu kommen die hier lebenden Angehörigen der dänischen Minderheit in Südschleswig (siehe dazu auch »Im Blickpunkt«, S. 120).

ADAC Wussten Sie schon?

Alte und neue Metropolen – Die einzigen Großstädte des Bundeslandes befinden sich im Osten: die Landeshauptstadt Kiel mit ca. 247 000 Einwohnern und die alte Hansestadt Lübeck mit 220 000 Einwohnern. Flensburg hat als Grenzstadt immerhin noch etwas mehr als 87 000 **Einwohner**. Zum Vergleich: 1426 wurden in Flensburg gerade mal 3000 Einwohner gezählt, während in Lübeck um 1460 schon 21 568 Menschen lebten und in Kiel um 1450 nur 2000.

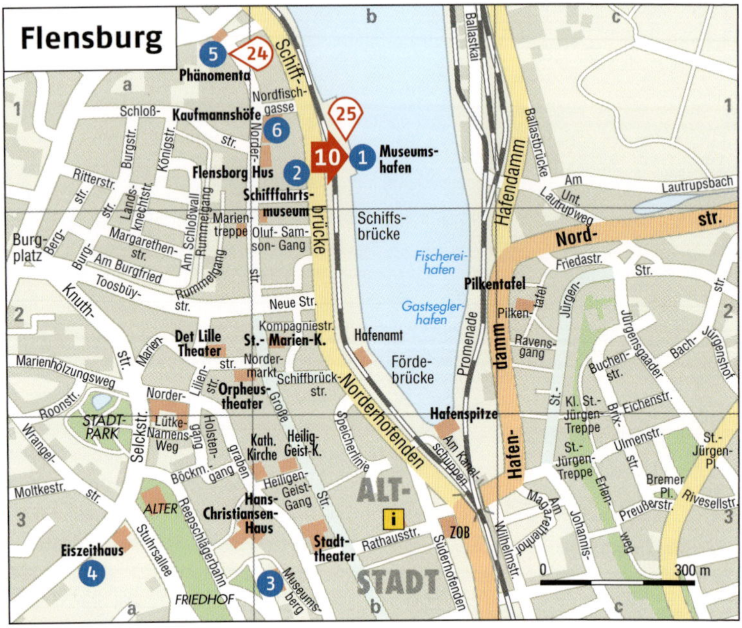

Sehenswert

1 Museumshafen Flensburg

| Museum |

10 *Bohlwerk mit viel Historie, Flair und Charme*

Hier spürt man den Atem der Geschichte. Wer auf den Planken des Museumshafen und der Museumswerft flaniert, vergisst die Zeit.

■ www.museumshafen-flensburg.de

2 Schifffahrtsmuseum

| Museum |

Auch im ehemaligen Zollpackhaus an der Schiffbrücke spürt man noch einiges vom Zauber alter Zeiten. Schiffsmodelle, Dampfmaschinen, Tauwerk und Takelage zeigen als Relikte den Alltag einstiger Kapitäne, Reeder und Kaufleute. Sie künden von den Zeiten, als man bis nach Westindien fuhr, um Zucker und Rum als koloniale Luxusgüter an die Förde zu bringen, die in den Flensburger Höfen veredelt und weiterverarbeitet wurden – Grundlage für den einstigen Reichtum der Stadt.

■ Schiffbrücke 39, Tel. 04 61/85 29 70, Di–So 10–17 Uhr, www.schifffahrtsmuseum-flensburg.de

3 Museumsberg

| Museum |

Hoch über der Stadt erhebt sich der Museumsberg. Gleich zwei Museumsgebäude, das Heinrich-Sauermann- und das Hans-Christiansen-Haus, präsentieren hier einen umfangreichen Einblick in die Kunst- und Kulturgeschichte des ehemaligen Herzogtums Schleswig. Von besonderem Reiz sind im Heinrich-Sauermann-Haus die originalen Bauernstuben und die historische Möbelsammlung. Das benachbarte Hans-Christiansen-Haus zeigt Kunst aus Schleswig-Holstein vom 19. Jh. bis heute. Das Ensemble bildet eine Einheit mit dem alten Friedhof und dem Christiansen-Park, einem vom Flensburger Kaufmann Andreas Christiansen im ersten Viertel des 19. Jh. angelegten Englischen Garten.

■ Museumsberg 1, Tel. 04 61/85 29 56, www.museumsberg-flensburg.de, Di–So 10–17 Uhr, 6 €, Kinder und Jugendliche bis 18 J. frei

4 Eiszeithaus

| Museum |

Wie kommt ein 1,7 Mrd. Jahre alter tonnenschwerer Granit aus Småland nach Flensburg? Im Eiszeithaus findet man die Antwort: Durch riesige Gletscherbewegungen in der Eiszeit, die Geschiebe (Gesteinsmaterial) mittransportierten. Zudem gibt es Fossilien und Modelle ausgestorbener Lebewesen zu sehen wie den Kopffüßer.

■ Mühlenstraße 7, Tel. 04 61/85 25 04, www.flensburg.de/eiszeithaus, Mi und So 10.30–16, Mai–Sept. 10.30–17 Uhr, Eintritt frei

ADAC Mobil

Wer Flensburg etwas ausführlicher erkunden möchte, fährt am besten mit den neuen, besonders schadstoffarmen Gelenkbussen von **Aktiv Bus**. Aktuelle Verkehrsmeldungen sowie Infos und Links zur Mobilität in Flensburg wie in der umliegenden Region über die Mobilitätszentrale Flensburg.
www.aktiv-bus.de, Einzelfahrscheine (2,30 €, Kinder bis 14 J. 1,50 €) gibt's beim Fahrer; www.mobizentrale.de

5 Phänomenta

| Museum |

24 *Naturwissenschaft auf spielerische Art und Weise erleben*

Hinter der futuristischen Fassade in Blau steckt ein Museum voller physikalischer Experimente, das zum Staunen und Mitmachen einlädt. Dafür sollte man sich ruhig viel Zeit nehmen.

■ Norderstraße 157–163, Tel. 04 61/14 44 90, www.phänomenta-flensburg.de, Juni–

Im Schifffahrtsmuseum: Relikte einer grandiosen Vergangenheit, modern präsentiert

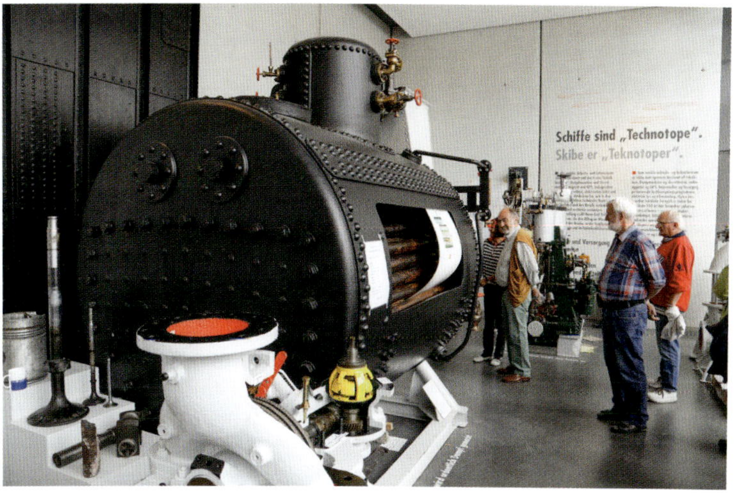

Im Blickpunkt

Die dänische Minderheit in Südschleswig

Etwa 50 000 Menschen mit deutscher Staatsangehörigkeit gehören zur dänischen Minderheit: Sie nennen sich dänische Südschleswiger (danske sydslesvigere) und leben vor allem in Flensburg, den Kreisen Nordfriesland, Schleswig- Flensburg sowie im nördlichen Teil von Rendsburg-Eckernförde. Durch die Volksabstimmung 1920 und die Teilung Schleswigs entstanden sowohl die deutsche Minderheit in Dänemark (etwa 20 000) als auch die größere dänische Minderheit in Südschleswig. Eine eigene Flagge, eigene dänischsprachige Kindergärten und Schulen stärken die Bindung zur Kultur Dänemarks. Die Interessen der Minderheit werden von der Regionalpartei SSW (Südschleswigscher Wählerverband) vertreten. Diese sitzt seit 1955 im Landtag und ist von der Fünfprozenthürde befreit.

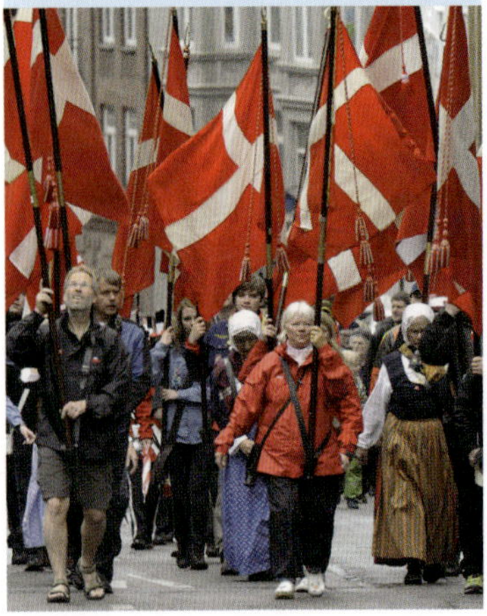

Sept. Mo–Fr 10–18, Sa 12–18, So u. Fei 12–18 Uhr, Okt.–Mai Mo geschl., 11 €, Kinder (3–6 J.) 3 €; Mo–Fr gibt es in den letzten beiden Stunden der Öffnungszeit ein Feierabendticket zum halben Preis

6 Kaufmannshöfe
| Stadtbild |

Am Hafen schlägt das Herz der Stadt. Von Anfang an begehrt war ein direkter Zugang, um ankommende Waren rasch verladen zu können. Deshalb bauten die Flensburger Kaufleute am Uferstreifen entlang der heutigen, vom Südermarkt in Richtung Norden über den Holm, die Große Straße, den Nordermarkt und weiter über die Norderstraße bis zum Nordertor verlaufenden Fußgängerzone ihre Wohn-, Kontor- und Lagerhäuser so, dass die Kaufmannsfamilie nach vorn zur Straße wohnte und dort auch ihr Kontor hatte. In einem anschließenden Saalbau richtete sich die Familie repräsentative Wohnräume ein, über denen das Dienstpersonal wohnte. In weiteren Seitenflügeln und Querspeichern waren die Lagerräume untergebracht, die somit auf der Ostseite, in nächster Nähe zum Hafen also, befanden. Damit möglichst viele solcher Höfe gleichzeitig Anbindung an die Straße wie an den Hafen hatten, wurden sie auf jenen langen, schmalen Grundstücken errichtet, die der Altstadt bis heute ihre typische Form geben. Über die Jahrhunderte hinweg immer wieder erweitert, umgebaut und dem jeweiligen Zeitgeschmack angepasst, entstanden so kunstvoll ausgestattete, heute teils liebevoll restaurierte Ensembles.

Naturwissenschaftliche Phänomene phänomenal erklärt: Flensburgs Phänomenta weckt Entdeckerfreuden

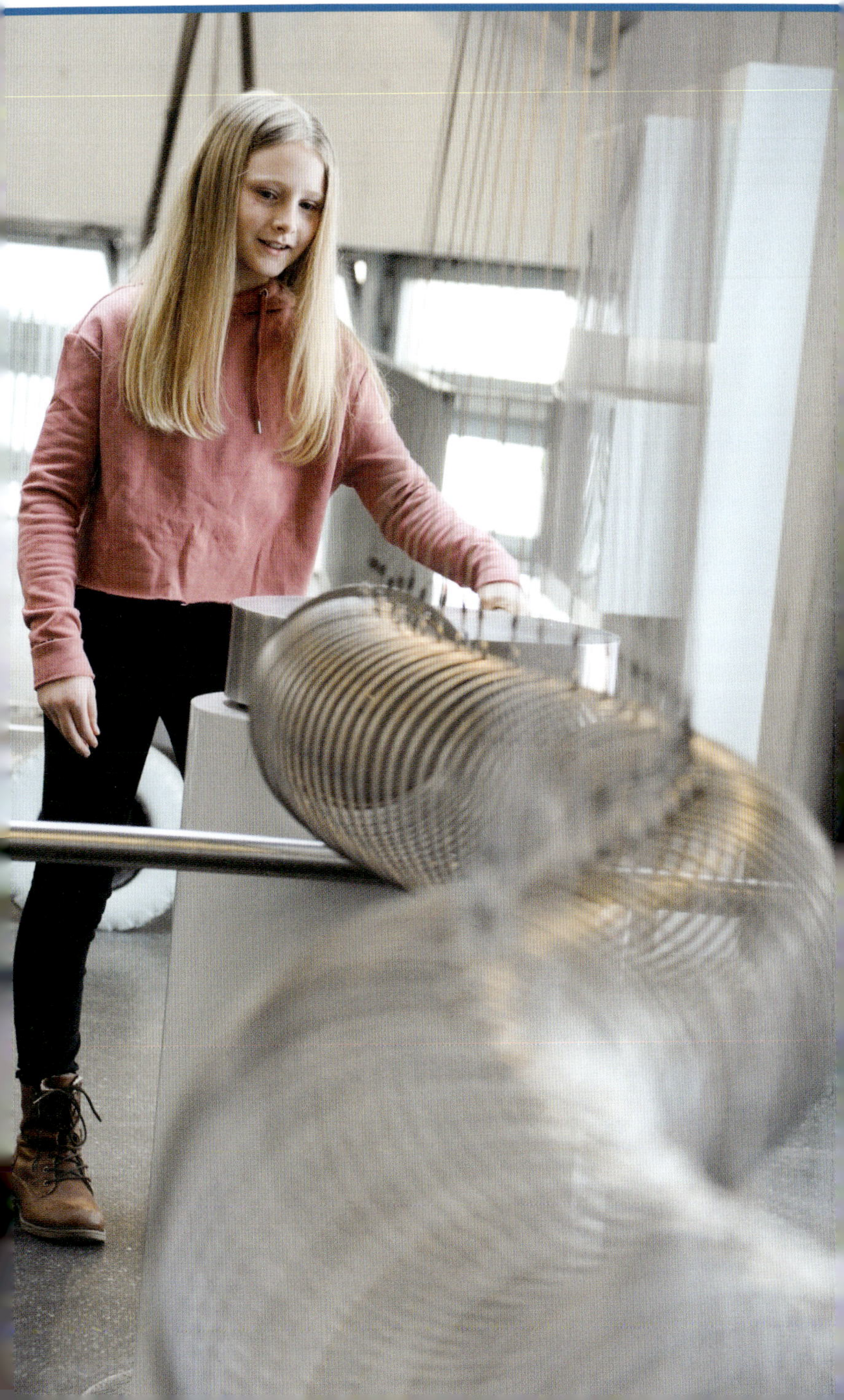

Parken

Gratis parken nahe der Innenstadt ist nahezu unmöglich. Dafür gibt es ausreichend Parkplätze am Hafendamm, an der Schiffbrücke oder im Karstadt-Parkhaus. ■ Ca. 1,50 € pro Stunde; ein Parkplatzverzeichnis findet man als interaktive Karte auf der Flensburger Tourismusseite www.flensburger-foerde.de

Restaurants

25 € | **Bens Fischhütte** Hering für Gourmets in einer legendären Fischbude auf dem Flensburger Bohlwerk im Hafen: Die selbstgemachten Marinaden und das frische Gemüse erheben das mit Matjes, Brat- und Bismarckhering sowie Stremellachs, Makrele und Rollmops belegte Brötchen zum kulinarischen Erlebnis. ■ Museumshafen, März–Okt. tgl. 12–19 Uhr, Tel. 0176/64965206

€€ | **Le Camping** Exklusives Essen, einmalige Atmosphäre: Fünf Jahre lang kochte Balthasar Helwig in einem ehemaligen Kiezkiosk. Nun ist er umgezogen in den Burghof, ein Klinkerensemble von 1910 am Rande der Altstadt, in dem die modern-europäischen Menüs ebenso überraschend schmecken. ■ Toosbüystr. 11, Tel. 0176/38320916, www.le-camping.de, Fr u. Sa ab 18 Uhr, Plan S. 118 a2

Einkaufen

Rote Straße Diese kleine, feine Meile führt vom Südermarkt zum Neumarkt. Früher wurden in den Hinterhöfen die Pferde ausgespannt, heute haben hier kleine, individuelle Geschäfte und diverse Kunstgalerien ihr Quartier. ■ www.rotestrasse.de, Plan S. 118 südl. b3

Kneipen, Bars und Clubs

Kaffeehaus Le Club Tagsüber ein Café, abends ein Club und eine Bar. Der netteste Treff Flensburgs liegt zentral am Südermarkt. ■ Angelburger Str. 20, Tel. 0461/13295, www.kaffeehausleclub.de, tgl. 15–2 Uhr, Plan S. 118 südl. b3

Peppermint Musikkneipe mit sympathischer Wohnzimmeratmosphäre. Faire Getränkepreise, angenehme Musik. ■ Norderstraße 133, Tel. 0461/21453, Mi 20–3, Fr u. Sa 20–5 Uhr, Plan S. 118 b1

Kinder

BMX- und Skatepark Schlachthof Einer der größten BMX- und Skateparks Europas, der bei gutem Wetter gleich zum Treffpunkt für die ganze Familie wird. BMX-Räder, Skateboards und Sicherheits-Ausrüstung können vor Ort ausgeliehen werden. ■ Werftstraße 40 (Schlachthof), Tel. 0461/49242918, www.sportpiraten.com, tgl. 13–20 Uhr

Events

Beim **Festival der Flensburger Hofkultur** (Mitte Juni–Mitte Aug.) werden die alten Kaufmanns- und Handwerkerhöfe zur Bühne für Konzerte, Theaterstücke, Kabaretts und Filme. ■ www.flensburger-hofkultur.de

Erlebnisse

Die Förde von oben Im Wasserflugzeug geht es ab Flensburg-Mürwik hoch in die Lüfte, über Glücksburg, die Halbinsel Holnis und Langballigau bis zur Geltinger Bucht. ■ Fly & Sail Flensburg, Fördepromenade 1a, Wasserflugstation, Tel. 0461/150550, www.flysail.de

Übernachten

Wovor sich die Angeliter am meisten fürchten? Vor wohlhabenden Hamburgern, die sich nach einem Kurzbesuch gleich ein Ferienhaus kaufen wollen. Die Region genießt (noch) einen Geheimtipp-Status. Hochklassige Hotels sind abseits von Glücksburg und Flensburg rar gesät, dafür gibt es idyllische Unterkünfte in Reetdach-Ferienhäusern, kleinen Hotels oder weitläufigen Landgütern, die oft nur wenige Kilometer abseits der größeren Orte Ruhe und Naturgenuss bieten.

Sörup 106

€€ | **Im Alten Apfelgarten** In ruhiger Lage befindet sich das ehemalige Bauerngehöft mit drei Ferienwohnungen und einem Ferienhaus direkt am Obstmuseum Pomarium Anglicum. ■ Waldweg 2, 24966 Sörup OT Winderatt, Tel. 046 35/27 45, www.urlaub-im-alten-apfelgarten.de/

Gelting 107

€ | **Gut Oehe Maasholm** Eingebettet in Wald und Feldern liegt der Gutshof auf der Halbinsel Oehe-Maasholm direkt vor dem schönen Fischerort Maasholm. 18 Ferienwohnungen in ehemaligen Gutsgebäuden, fast alle mit Ostseeblick. ■ Oehe 1a, 24404 Maasholm (ca. 9 km östl. von Gelting), Tel. 046 42/60 29, www.gut-oehe.de

€ | **Janbecks Fairhaus** Ökologische Pension nahe Gelting im romantischen Dreiseithof von 1759 mit skandinavischem Flair in den Zimmern und den Wohnungen. Mit selbst gebackenem Brot zum Frühstück oder zur Brotzeit. ■ Lehbek 10, 24395 Gelting, Tel. 046 43/18 54 00, www.janbecks.de

€ | **Landhaus Ostseeblick Pottloch** Das kleine, persönliche Hotel hat innen zwar einen etwas angestaubten Charme, glänzt aber durch herausragende Lage: sehr ruhig, nur 300 m vom schönen Strand entfernt. Mit kleinem Pool für Schlechtwetter. ■ Pottloch 3, 24395 Kronsgaard (ca. 7 km östl. von Gelting), Tel. 046 43/22 37, www.landhaus-ostseeblick.sh

€€ | **Ferienhäuser Schloss Gelting** Im Schloss selbst darf man zwar nicht wohnen, aber die Eigner vermieten historische Reetdach-Katen – Häuser bzw. Wohnungen mit individuellem Charakter auf der Geltinger Birk und in Falshöft zwischen Strand, Wald und Naturpark. ■ 24395 Gelting, Tel. 046 43/20 88 96, www.schloss-gelting.de

€€ | **Gut Oestergaard** Ein herrliches Landgut mit stattlichem Herrenhaus, Ferienwohnungen und Pferdebetrieb, 2 km vom Naturstrand entfernt. Gut Oestergaard ist auch ein kleines kulturelles Zentrum der Umgebung mit Kunsthandwerkermärkten zu Pfingsten und im Herbst, etlichen Konzerten (Folk, Jazz, Klassik) im Sommer und einem Maislabyrinth. ■ Östergaard 2, Steinberg (ca. 7 km westl. von Gelting), Tel. 046 32/72 49, www.gut-oestergaard.de

€€ | **Reetdorf Geltinger Birk** Auf dem Gelände der früheren Kaserne Sandkoppel bei Nieby entstand ein neues Feriendorf: 41 Häuser mit 48 Ferienwohnungen, nur wenige Meter vom Ostseestrand entfernt auf einem Hügel gelegen. Reet, Holz und Ziegel prägen das von weitgehend unberührter Natur umgebene Ambiente, drei Haustypen (Atelier-, Malerhaus und Künstlerkate) stehen zur Wahl. ■ www.ostsee-reetdorf.de, Buchung über Urlaubsart, Eckernförder Straße 1, 24376 Kappeln, Tel. 04642/923012, www.urlaubsart.de

Langballig 109

€ | Refugium im Norden Eine liebenswerte Unterkunft, 300 m von der Ostsee entfernt auf einem Resthof mit drei Ferienwohnungen und einem Ferienhaus im parkähnlichen Garten. ■ Habernis 1, 24972 Steinberg (11 km östl. von Langballig), Tel 04632/7653, www.refugium-im-norden.de

€€ | Hotel Alte Landschule Langballig Charmante Unterkunft mit individuellen Zimmern in ruhiger Lage nahe dem Ortskern von Langballig. Mit schönem Frühstück. ■ Grundhofer Str. 1, 24977 Langballig, Tel. 04636/979 6601, www.hotel-alte-landschule.de

Glücksburg 111

€€ | Lodge am Meer Nördlicher an Schleswig-Holsteins Ostseeküste geht es nicht: Dänemark scheint zum Greifen nah und der Strand von Holnis liegt gerade mal 10 m entfernt. Moderne Zimmer mit Balkon und Blick auf die Ostsee, ruhig und gediegen. ■ Drei 5, 24960 Glücksburg, Tel. 04631/61000, www.lodgeammeer.de

€€ | Strandhotel Glücksburg Ein Haus mit Geschichte: Im 1872 erbauten Haus an der Förde gastierten schon Kaiser Wilhelm II, der Literaturnobelpreisträger Thomas Mann und der Maler Emil Nolde. Die Fassade des heutigen Vier-Sterne-Superior Hotels blieb weitgehend unverändert, innen freut man sich über lichtes skandinavisches Design in den Zimmern, Suiten und Appartements. Mit Spa. Das Hotelrestaurant Felix wurde vom renommierten Restaurantführer Gault Millau mit einer Haube prämiert. ■ Kirstenstraße 6, 24960 Glücksburg, Tel. 04631/61410, www.strandhotel-gluecksburg.de

€€€ | Vital Hotel Alter Meierhof Glücksburg Mehrfach ausgezeichnetes 5-Sterne Hotel direkt an der Förde. Die 54 Zimmer und Suiten sind sehr elegant gestaltet. Unbedingt empfehlenswert sind der großzügige Wellness-Bereich und das Sternerestaurant. Bei allem Luxus ist die Atmosphäre freundlich, locker, bodenständig. ■ Uferstraße 1, 24960 Glücksburg, Tel. 04631/61990, www.alter-meierhof.de

Flensburg 116

€€ | Hotel Alte Post Das Designhotel im Neo-Renaissance-Bau des ehemaligen Postgebäudes von 1880 liegt zentral zwischen Hafen und Fußgängerzone und ist geschmackvoll gestaltet. ■ Rathausstraße 2, 24937 Flensburg, Tel. 0461/8070810, www.ap-hotel-flensburg.de

€€ | Hotel Hafen Flensburg Erst im Jahr 2017 wurde das Vier-Sterne-Hotel Hafen Flensburg – in schönster Lage direkt an der Schiffbrücke – eröffnet. Die Kulisse im 1852 erbauten Gebäude ist historisch, das Ambiente in den 69 Zimmern und Appartements stilvoll-maritim. Mit Wellness-Bereich, Tiefgarage mit zwei Tesla-Superchargern und einer Ladestation für Elektroautos. ■ Schiffbrücke 33, 24939 Flensburg, Tel. 0461/160680, www.hotel-hafen-flensburg.de

ADAC Service Ostseeküste Schleswig-Holstein

Beim **ADAC Infoservice**, in den **ADAC Geschäftsstellen** sowie auf dem **Internetportal des ADAC** (adac.de) erhalten Sie Informationen zu den Dienstleistungen des Automobilclubs und zu Ihrem Reiseziel. Als **ADAC Mitglied** können Sie zudem das kostenlose **ADAC TourSet® Ostsee – Schleswig-Holstein** anfordern oder die **TourSet App** auf dem **Smartphone** oder **Tablet-PC** installieren (adac.de/toursetapp).
Rufen Sie bei Pannen und Notfällen die **ADAC Pannenhilfe** bzw. den **ADAC Ambulanzdienst** an. Unser Team steht Ihnen rund um die Uhr zur Verfügung.

ADAC Infoservice

T 0 800 510 11 12
Infos zu allen ADAC Leistungen
(Mo–Sa 8–20 Uhr, gebührenfrei)

ADAC Pannenhilfe Deutschland

T 089 20 20 4000, Mobil 22 22 22
(Verbindungskosten je nach Netzbetreiber/Provider)

ADAC Ambulanzdienst

T 089 76 76 76
(Erkrankung, Unfall, Verletzung, Transportfragen, Todesfall)

ADAC Pannenhilfe Ausland

T +49 89 22 22 22
(Verbindungskosten je nach Netzbetreiber/Provider)

Internet-Serviceangebote des ADAC für Ihre Reiseplanung

Service	Webadresse
Aktuelle Verkehrslage	adac.de/verkehr
ADAC Routenplaner	adac.de/maps
Infos zu Tankstellen und Spritpreisen	adac.de/tanken
Infos zu mautpflichtigen Strecken	adac.de/maut
Infos zu Fährverbindungen	adac.de/faehren
ADAC TourMail (Aktuelle Infos vor Anreise)	adac.de/tourmail
Informationen für Camper	adac.de/camping
Informationen für Motorradfahrer	adac.de/motorrad
Informationen für Segler und Skipper	adac.de/sportschifffahrt
ADAC Reiseangebote	adacreisen.de
ADAC Autovermietung	adac.de/autovermietung
ADAC Mitfahrclub (offen für alle)	adac.de/mitfahrclub
ADAC Versicherungen für den Urlaub	adac.de/versicherungen
Weltweite Preisvorteile für ADAC Mitglieder	adac.de/vorteile-international

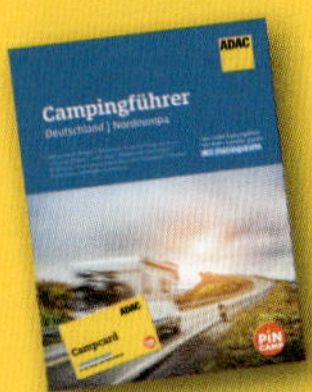

Diese **Produkte des ADAC** könnten Sie interessieren: **ADAC Reiseführer Nordseeküste Schleswig-Holstein, ADAC Reiseführer Dänemark, ADAC Reiseführer Hamburg** und **ADAC Campingführer Deutschland und Nordeuropa** – erhältlich im Buchhandel, bei den ADAC Geschäftsstellen und in unserem ADAC Online-Shop (adac.de/shop).

Anreise und Einreise

Auto und Autofähre

Aus Richtung Süden führen zwei Autobahnen an die Ostseeküste von Schleswig-Holstein: die **A1** von Nordrhein-Westfalen über **Bremen**, **Hamburg**, **Lübeck**, **Oldenburg** bis nach **Heiligenhafen**, während die **A7** über **Hannover**, **Hamburg**, **Neumünster** bis nach **Flensburg** führt. Interessant bei hohem Verkehrsaufkommen ist der Abzweig am **Autobahndreieck Bordesholm** von der A7 auf die **A215** nach **Kiel**.

Folgende **Fähren** legen in Kiel ab:

Color Line von/nach Oslo/Norwegen

■ Norwegenkai, Tel. 04 31/730 01 00, www.colorline.de

Stena Line von/nach Göteborg/Schweden

■ Schwedenkai, Tel. 01 80/602 01 00, www.stenaline.de

DFDS Seaways von/nach Klaipeda/Litauen

■ Ostuferhafen 15, Tel. 04 31/20 97 64 80, www.dfdsseaways.de

Bahn

Mit der Deutschen Bahn (DB) sind die Städte **Flensburg** und **Eckernförde**, **Rendsburg**, **Kiel** oder **Lübeck** sehr gut von **Hamburg** aus mit Regionalbahn (RB), Regionalexpress (RE) und ICE (Intercityexpress) zu erreichen. Auch die Vogelfluglinie Hamburg-Kopenhagen mit Stopp auf Fehmarn wird bedient. Die kürzeste Distanz an die Ostseeküste ist die Strecke Hamburg-Lübeck: mit dem ICE nur 38 Min. ohne Umsteigen.

Fahrplanauskunft

Deutsche Bahn

■ Tel. 018 06/99 66 33 (20 ct/Anruf aus dem dt. Festnetz, max. 60 ct/Anruf aus Mobilfunknetzen), Tel. 08 00/150 70 90 (sprachgesteuert, kostenlos), www.bahn.de und mobile App DB Navigator

Österreichische Bundesbahnen

■ Tel. 05/17 17, www.oebb.at und mobile App ÖBB Scotty

Schweizerische Bundesbahnen

■ Tel. 09 00/30 03 00 (1,19 CHF/Min. aus dem Schweizer Festnetz), www.sbb.ch und mobile App SBB mobil

Bus

Günstig reist man mit dem Fernbus in die Städte an der Ostseeküste. Mit Flixbus etwa ab Frankfurt/M., Nürnberg, Darmstadt, Hannover für ca. 25 € nach Flensburg oder von Berlin und München nach Lübeck und Kiel.

■ www.flixbus.de, einen Überblick über alle Fernbusse liefert www.busliniensuche.de

Flugzeug

Der Flughafen in **Lübeck-Blankensee** wird von **Wien**, **Zürich**, **München**, **Stuttgart**, **Frankfurt**, **Köln** aus angeflogen.

■ Tel. 04 51/58 30 10, www.flughafen-luebeck.de

Auto und Straßenverkehr

Verkehr

Das Autobahn- und Fernstraßennetz in Schleswig-Holstein ist dicht, gut ausgebaut und in sehr gutem Zustand. Aber leider ist es in den Ferienzeiten auch dicht befahren, zumindest was die A1 und die A7 angeht. Während der Stoßzeiten des Berufsverkehrs kann es auf den Autobahnen und Fernstraßen in der Nähe der größeren Städte Flensburg, Kiel oder Lübeck schon mal zu Stauzeiten kommen. Auch die kleineren, landschaftlich attraktiven Landstra-

ADAC Spartipp

Smart-Tanken.de unterstützt den Nutzer mit einer kostenfreien App: Während der Autofahrt wird die nächste Elektrotankstelle mit dem zum Fahrzeug passenden Ladesystem gefunden. Download im App-Store oder Google Play möglich.

ßen sind problemlos befahrbar. Während der Erntezeiten sind auf diesen Straßen und auf den Bundesstraßen vermehrt Traktoren und Mähdrescher unterwegs, dann ist Geduld gefragt.

Tanken

Neben den normalen Tankstellen gibt es auch immer mehr Ladestationen und -säulen für Elektroautos.

- www.e-tankstellen-finder.com

Parken

Ein kostenloser Parkplatz findet sich in den ländlichen Regionen problemlos. In den beliebten Ostseebädern und in den Städten stehen zwar genügend Parkplätze bereit, allerdings zumeist kostenpflichtig. Grundsätzlich gilt: je näher in der City oder am Traumstrand, desto teurer. Besondere Parkmöglichkeiten sind bei den jeweiligen Orten aufgeführt.

Maut

Die einzige mautpflichtige Strecke ist der **Herrentunnel** auf der **Travemünder Landstraße B75/B104** zwischen **Lübeck** und **Travemünde**, der unter der Trave hindurchführt. Gebühr: 1,90 € pro PKW. Viele Autofahrer wählen lieber den Umweg über die Autobahn **A226.** Für Radfahrer, Mofafahrer, Fußgänger und Reiter ist der Tunnel nicht freigegeben.

Einreise Dänemark

Wer einen Ausflug nach Dänemark plant, sollte seinen Ausweis oder Reisepass einstecken, da an den Grenzübergängen stichprobenartige Personenkontrollen durchgeführt werden. Auch für Kinder ist ein gültiger Reisepass mitzuführen.

Unfall

Nach einem Unfall sollten Sie sofort anhalten, die **Unfallstelle** absichern und Erste Hilfe leisten. Bei **Personenschaden** unbedingt die Polizei verständigen (Notruf: 112). Die **ADAC Pannenhilfe Deutschland** erreichen Sie bei Fahrzeugpannen und -unfällen unter Tel. 089/20 20 4000, Mobil-Kurzwahl: 22 22 22 (Verbindungskosten je nach Netzbetreiber/Provider).

Barrierefreies Reisen

Die Region ist gut auf Touristen mit Handicap eingestellt. Die meisten Bahnhöfe und öffentlichen Einrichtungen sowie zahlreiche Strände bieten Rampen oder Aufzüge sowie barrierefreie Sanitäranlagen. Zudem hat man sich hier dem Kennzeichnungssystem »Reisen für Alle« angeschlossen. Diese bundesweit einheitliche Kennzeichnung wurde in Zusammenarbeit mit Betroffenenverbänden, touristischen Verbänden, Landesmarketing-Organisationen und weiteren Akteuren im Rahmen des vom Bundesministerium für Wirtschaft und Technologie (BMWi) geförderten Projektes »Reisen für Alle« entwickelt.

- www.reisen-fuer-alle.de
- www.sh-tourismus.de
- Auch unter www.ostsee-schleswig-holstein.de sind barrierefreie Angebote ge-

listet, vom Buddenbrookhaus in Lübeck bis zum Meereszentrum Fehmarn

Geld

Kosten im Urlaub
(durchschnittliches Preisniveau)

Tasse Kaffee	2,40–3 €
Pharisäer	5,50 €
Softdrink (0,3 Liter)	2,70–3,50 €
Glas Bier (0,4 Liter)	3,80–4,50 €
Glas Wein (0,2 Liter)	5,50–7 €
Krabbenbrötchen	6–8 €
Fischbrötchen	3–5 €
Mietwagen / Tag	40 €
E-Bike / Tag	20 €
Strandkorbmiete / Tag	7–13 €
Kurtaxe / Tag	bis zu 4 €

Banken sind in der Regel Mo–Fr 8.30–12.30 und 14–16 Uhr geöffnet.

Gesundheit

Wer im Frühjahr und Sommer an die Ostsee reist, sollte **Sonnencreme**, **Sonnenbrille** und **Kopfbedeckung** einpacken. Vor allem an der Küste, wo meist ein frischer Wind weht, werden die Sonnenintensität und die UV-Strahlung häufig unterschätzt. **Mückenschutzmittel** sind allenfalls in der Nähe von Seen, Wäldern oder Mooren nötig. Für einen Arztbesuch reicht für Touristen aus Österreich und der Schweiz die Vorlage einer europäischen Versicherungskarte.

Haustiere

Speziell für den Urlaub mit Vierbeinern gibt es schöne Feriendomizile:

- www.strandpfoten.de

Information

Allgemeine Informationen erteilen die Fremdenverkehrsämter der jeweiligen Region. Die Kontaktdaten finden Sie in den jeweiligen Kapiteln bei den Ortsbeschreibungen. Auch die offizielle Tourismus-Agentur Schleswig-Holsteins informiert ausführlich über die einzelnen Regionen, vermittelt Unterkünfte und ist ebenso für Anfragen aus Deutschland, Österreich und der Schweiz zuständig.

- Tourismus-Agentur Schleswig-Holstein GmbH, Wall 55, 24103 Kiel, Tel. 04 31/60 05 83, www.sh-tourismus.de
- Tourist Information Kiel, Andreas-Gayk-Straße 31, 24103 Kiel, Tel. 04 31/ 67 91 00, www.kiel-sailing-city.de
- Tourismus Agentur Flensburger Förde GmbH, Rote Straße 15–17, 24937 Flensburg, Tel. 04 61/909 09 20, www.flensburger-foerde.de
- Lübeck Tourismus, Holstentorplatz, 23552 Lübeck, Tel. 04 51/8 89 97 00, www.luebeck-tourismus.de

Klima und Beste Reisezeit

»Es gibt kein falsches Wetter, nur die falsche Kleidung.« Nirgendwo sonst gilt der Spruch mehr als hier. Prinzipiell hat Schleswig-Holstein mäßig warme Sommer und milde Winter. Im Sommer erreichen die Höchsttemperaturen selten mehr als 28 °C, kältester Monat ist der Februar. Meist weht auch ein leichter Wind, vorrangig aus westlicher Richtung. Auf schnelle Wetterumschwünge sollte man sich jederzeit einstellen. Am besten packt man alles ein: von Badesachen bis hin zu regenfester Outdoor-Kleidung, die man im Zwiebelprinzip in mehreren Kleidungsschichten trägt. Denn wenn die Sonne durchbricht, kann sie intensiv sein. Die Wassertemperaturen der Ostsee liegen im Sommer zwischen 17 und 21°C. Besonders beliebt sind die langen Tage im Sommer zwischen Mai und Anfang August. Als geheimer Favoriten-Monat hat sich bei Ostsee- Kennern der September etabliert, da das Ostseewasser durch die vorherigen Sommermonate schön durchwärmt wurde und sonnige Tage immer noch sehr wahrscheinlich sind. Weiterer Vorteil: der größte Touristen-Trubel ist vorbei, was besonders in den beliebten Seebädern angenehm auffällt. Auch der Monat Mai ist für viele ein attraktiver Reisemonat. Wenn die Rapsfelder goldgelb leuchten, zeigt sich die Landschaft im schönsten Licht und eignet sich hervorragend für Rad- und Wandertouren. Die Zeit zwischen Weihnachten und Silvester wird ebenfalls immer beliebter – auch hier sollte man rechtzeitig buchen, egal für welche Art von Unterkunft.

Klimatabelle Kiel

Monat	Luft (°C) (min./ max.)	Sonne (h/Tag)	Regentage
Jan.	-2/2	1	18
Feb.	-2/3	2	16
März	0/6	3	13
April	3/11	5	13
Mai	7/15	8	12
Juni	11/19	8	14
Juli	13/22	7	14
Aug.	13/21	6	15
Sept.	11/18	5	15
Okt.	7/13	3	17
Nov.	3/7	2	19
Dez.	0/4	1	19

Medien

Wer gerne Restaurants besucht oder in Hofläden regionale Leckereien einkauft, dem könnte das Magazin »Mohltied!« zum sinnigen Urlaubsbegleiter werden. Das »Besseresser-Magazin« für Schleswig-Holstein stellt in Reportagen und kurzen Tipps viermal jährlich die besten Schlemmer-Adressen der Region vor. »Mohltied« ist Plattdeutsch für »Mahlzeit«. Das Magazin gibt es in Norddeutschland in gut sortierten Zeitschriften- und Bücherläden, an Bahnhöfen oder Tankstellen.

■ www.mohltied.de

Nachtleben

Während **Kiel**, **Lübeck** und **Flensburg** durchaus charmant-gemütliche Ausgeh-Locations bieten, sieht es in den ländlichen Regionen eher bescheiden aus. Dort suchen die Reisenden aber auch mehr das Naturerlebnis und nicht unbedingt die beste Bar der Welt.

Notfall

Notruf

■ Tel./Mobil: 112 (EU-weit: Polizei, Unfallrettung, Feuerwehr)

ADAC Info Service

■ Tel. 08 00/510 11 12 (Mo–Sa 8–20 Uhr)

DGzRS (Deutsche Gesellschaft zur Rettung Schiffbrüchiger)

■ Tel. 04 21/53 68 70, www.seenotretter.de

ADAC Pannenhilfe in Deutschland

■ Tel. 089/20 20 4000

■ Mobil 22 22 22 (Verbindungskosten je nach Netzbetreiber/Provider)

ADAC Ambulanzdienst München

■ Tel. +49/89/22 22 22 (24 Std., Erkrankung, Unfall, Verletzung, Transportfragen, Todesfall)

ÖAMTC Schutzbrief Nothilfe

■ Tel. +43/1/251 20 00, www.oeamtc.at

Einsatzzentrale TCS-ETI-Schutzbrief

■ Tel. +41/58/827 22 20, www.tcs.ch

Ärztlicher Bereitschaftsdienst in Schleswig-Holstein

■ Tel. 11 61 17, www.kvsh.de

Zahnärztliche Notdienstvermittlung (KZV) Schleswig-Holstein

■ Tel. 046 21/549 99 45

Giftnotruf über das **Giftinformationszentrum**,

■ Tel. 05 51/192 40, www.giz-nord.de

Öffnungszeiten

In der Ostseeregion gelten dieselben Kernöffnungszeiten wie überall in Deutschland. **Supermärkte** & Co. haben in der Regel 8–18 Uhr geöffnet, oft auch bis 20 Uhr oder länger. **Shops** für Kleidung, Haushaltswaren etc. haben vor allem in Kleinstädten oder außerhalb der Saison noch mittags geschlossen – in der Regel zwischen 13 und 15 Uhr. In vielen **Restaurants** ist es üblich, früh zu Abend zu essen – ab 20 Uhr beginnen gerade außerhalb der Saison viele Restaurants schon mit dem Aufräumen für den Feierabend.

Post

Die Öffnungszeiten sind meist Mo–Fr 8–12 und 14–18, Sa 8–12 Uhr. In kleineren Orten gibt es Postagenturen.

Sicherheit

Die Ostseeküste in Schleswig-Holstein ist ein sicheres Reiseziel. Sie sollten jedoch die allgemein üblichen Sicherheitsvorkehrungen beim Reisen beachten, also z. B. keine Wertsachen im Auto offen liegen lassen.

Sport

Angeln

Dorsch, Hering, Hecht oder Scholle: Die Ostsee stellt für Angler ein begehrenswertes Revier mit Aussicht auf reiche Beute dar und zwar zu jeder Jahreszeit. In Schleswig-Holstein benötigt man für dieses Vergnügen einen **Fischereischein**. Wer diesen Schein nicht besitzt, kann für 28 aufeinander folgende Tage einen **Urlauberfischereischein** für 10 € erwerben, hinzu kommt noch die schleswig-holsteinische Fischereiabgabe von derzeit 10,- € pro Jahr, auch für Reisende, die bereits einen Fischereischein besitzen und ihre Fischereiabgabe schon im Heimatbundesland entrichtet haben. Informationen über die Fischereiabgabe und die Beantragung des Urlauberfischereischeins erhält man über das Verwaltungsportal des Landes, hier kann der Schein nach Anmeldung online erworben werden:

■ service.schleswig-holstein.de

Golf

Abschlag mit Blick aufs Meer: Etwa 20 Golfplätze in herrlicher Natur gibt es in der Ostseeregion von Schleswig-Holstein. Mit der »Golfküstencard« können Urlauber auf fünf verschiedenen Anlagen eine 18-Loch-Runde spielen (169,- €, zur Wahl stehen 35 Golfanlagen im gesamten Bundesland).

■ www.gvsh.de

■ www.golfkueste.de

Kanu, Kajak, SUP

Die Ufer der Schlei ganz langsam entdecken oder auf der Schwentine sportlich in Richtung Ostsee paddeln: Die abwechslungsreichen Reviere in Schleswig-Holstein erscheinen für Ta-

Festivals und Events

Januar

Hohwachter Strandleuchten (Neujahr): In vielen Ostseebädern wird traditionell angebadet, in der Hohwachter Bucht startet am 1. Januar spätnachmittags ein stimmungsvoller Fackelzug am Strand, mit Punsch und Party am Abend.

Februar

Kieler Umschlag (Letztes Wochenende im Monat, www.kiel-sailing-city.de): Seit 1431 ein Markt für wichtige Finanzgeschäfte von Adligen und Kaufleuten, heute ein Volksfest mit Jahrmarkt.

März/April

Osterfeuer und Drachenfest (an Ostern, Eckernförde): Samstags lodert ein Osterfeuer am Südstrand mit Stockbrot und Musik, am Ostersonntag steigen bunte Drachen in den Himmel und es regnet Süßigkeiten herab.

Mai

Rum Regatta (am Himmelfahrtswochenende in Flensburg): traditionelles Segelfest im Museumshafen und das größte nordeuropäische Gaffelrigger-Treffen.

Juni

Kieler Woche (letzte Juniwoche, www.kieler-woche.de): eines der größten Segelsportereignisse der Welt mit Volksfest rund um den Hafen und dichtem Programm von Vorträgen bis zu Konzerten für rund 3 Mio. Gäste und mehrere Tausend Segler aus 36 Nationen.

Schleswig-Holstein Musikfestival (Ende Juni–Ende August, ganz Schleswig-Holstein, www.shmf.de): Konzertreihe an ca. 80 besonderen Spielstätten.

JazzBaltica (Juni, Timmendorfer Strand, www.jazzbaltica.de): hochkarätiges Jazzfestival mit besonderer Atmosphäre, zählt zu den besten der Welt.

Juli

Travemünder Woche (10 Tage im Juli, www.travemuender-woche.com): Segelsport, Bühnenprogramm, Attraktionen für die ganze Familie in der Lübecker Bucht.

August

Wikingertage Schleswig (2. Augustwochenende, www.wikingertage.de): Wikingerspektakel mit Kampfarena, großem Dorf, echten Kämpfen und altem Handwerk.

Oktober

Herbstmarkt Molfsee (9 Tage im Oktober, nahe Kiel, www.schloss-gottorf.de): 150 Stände mit Kunst, Handwerk und Spezialitäten in historischen Häusern sowie im Freigelände.

November/Dezember

Weihnachtsmärkte Nahe der Grenze beginnt in der dänischen Stadt Tøndern bereits Mitte November der Weihnachtsmarkt, berühmt für das schmucke Flair in der Altstadt. Ab Ende November leuchten auch die historischen Fassaden von Flensburg und Lübeck im festlichen Licht.

ges- oder Mehrtagesausflüge mit Kanu und Kajak wie gemacht. Informationen über die Touren auf der Wakenitz (Lübeck) und auf der Schwentine sind in den Kapiteln beschrieben. Die meisten Kanu- und Kajakverleiher bieten auch SUP-Boards an. Der eher geringe Wellengang dieser Gewässer eignet sich auch für Anfänger. Allgemeine Informationen über die Strecken gibt es auch vor Ort in den Touristenbüros.

■ www.sh-kanuland.de

Segeln

Ob in der **Flensburger Förde**, auf der **Schlei** oder in der **Kieler Bucht,** in den Sommermonaten zeigt sich die Ostsee von ihrer schönsten Seite: gespickt von vielen weißen Segeln auf blauem Wasser, von der kleinen Jolle bis zum stolzen Dreimaster. Nahezu jeder größere Küstenort besitzt einen Hafen, oft werden direkt vor Ort Gelegenheiten zum Chartern von Segelbooten angeboten, ab einer Leistung von mehr als 15 PS ist der Sportbootführerschein See (SBF-See) erforderlich. Oder man bucht einen Skipper mit dazu. Für mehrtägige Törns bietet sich das exzellente Segelrevier der »Dänischen Südsee« an, die idyllische Inselwelt des Nachbarlands mit kleinen und großen Eilanden. Sympathisch sind auch die Mitsegelangebote in den Häfen, die »Feierabendsegeln«, »Schnuppertörn« oder »Segeln mit Freunden« heißen, wo man je nach Lust und Können mit Hand anlegen kann, etwa ab Kappeln.

■ www.segelnmitfreunden.de

Radfahren

Neben dem **Ostseeküstenradweg** etabliert sich auch die Radtour entlang des Nord-Ostsee-Kanals (kurz: NOK-Route) als Renner unter den Radlern. Insgesamt 325 km können ab Brunsbüttel in 3, 6 oder 10 Tagen auf ebenen Wegen bis Kiel gefahren werden, vorbei an Schleusen und quasi Auge in Auge mit großen Pötten und Containerschiffen. Bei der Kanal-Total- Variante wird das Gepäck im Rundum-Service von Unterkunft zu Unterkunft komfortabel transportiert,und man übernachtet in Bett & Bike- Unterkünften. Die Rückfahrt von Kiel nach Brunsbüttel erfolgt auf dem historischem Raddampfer Freya.

■ www.tinok.de

■ www.nok-route.de.

Wandern

Die weiten Naturlandschaften des hohen Nordens lassen sich zu Fuß besonders intensiv genießen. Wer mehrere Tage wandern möchte, kann die beiden **Europäischen Fernwanderwege E1** und **E6** erkunden, die auf gleicher Strecke verlaufen, ab **Flensburg** über **Schleswig**, den **Dänischen Wohld** zwischen **Eckernförde** und **Kiel** in das seenreiche Hinterland nach **Plön**, **Eutin** und **Lübeck**. Schöne **Rundwanderwege** für kurze Touren führen etwa über die **Halbinsel Holnis**, den **Graswarder Heiligenhafen** oder die **Geltinger Birk.** Weitere Routen über die Touristinformationen des jeweiligen Urlaubsortes.

Telefon und Internet

Generell ist die Netz-Infrastruktur gut, die meisten Hotels, Pensionen und Gästehäuser bieten gratis WLAN an. In einigen ländlichen Regionen kann es jedoch zu Funklöchern oder instabilem Internet kommen, etwa in Strandnähe an der Flensburger Förde.

Vorwahl Lübeck: 045 02

Vorwahl Kiel: 0431

ADAC Wussten Sie schon?

Der typische schleswig-holsteinische **Dreiseithof** besteht aus drei um einen rechteckigen Hof gruppierten Gebäuden: einem Wohnhaus (meist an der Rückseite des Hofs) und zwei Wirtschaftsgebäuden zur linken und rechten Seite.

Vorwahl Schleswig: 046 21
Vorwahl Flensburg: 04 61
Vorwahl Fehmarn: 04 371
Vorwahl Österreich: +43
Vorwahl Schweiz: +41

Trinkgeld

Wer mit der gebotenen Leistung zufrieden war, kann in Restaurants und bei Taxifahrten 10 % Trinkgeld geben. In Hotels und bei Führungen sind 1 € pro Person und Tag angemessen.

Umgangsformen

In Schleswig-Holstein trifft man nahezu ausnahmslos auf freundliche und entspannte Menschen. In ländlichen Regionen heißt es dann manchmal Geduld bewahren, wenn beim Bäcker oder an der Kasse erst einmal lange ein privater Schnack gehalten wird, bevor man selbst an die Reihe kommt. Das gehört zur allgemeinen Grundgelassenheit einfach dazu. Als Gruß gilt ein kurzes »Moin« für den ganzen Tag. Wer »Moin Moin« sagt, ist sofort als unkundiger Tourist enttarnt. Ganz generell grüßt man sich, wenn man sich auf abgelegenen Wegen oder allein am Strand begegnet. Falls man mit Vierbeiner unterwegs ist, sollte man stets die ausgewiesenen Hundestrände benutzen – davon gibt es genug.

Unterkunft und Hotels

Den größten Komfort an der Küste bieten die Hotels. Es gibt Häuser für jeden Geldbeutel, einen guten Überblick bieten die Gastgeberverzeichnisse der Tourismusämter. Die Adressen der Tourist-Informationen finden Sie in den jeweiligen Kapiteln dieses ADAC Reiseführers, eine Auswahl empfehlenswerter Unterkünfte auf den Übernachten-Doppelseiten am Ende der Kapitel zu den einzelnen Regionen.

Urlaub auf dem Bauernhof/ Ferienwohnungen

Schleswig-Holstein ist eine ländlich geprägte Region. Genau dieses ursprüngliche Urlaubsgefühl findet man in der attraktiven Bandbreite individueller Unterkünften: Man wohnt im Gutshaus oder im Dreiseithof, wo häufig noch Landwirtschaft betrieben wird, oft mit regem Tierleben in Haus und Hof.

- www.traum-ferienwohnungen.de
- www.bauernhofurlaub.de
- www.ostsee-schleswig-holstein.de

Camping

Am feinen Sandstrand, am idyllischen See oder auf einem grünen Hügel: Die Auswahl an Campingplätzen im Ostseeland ist riesig, häufig sind sie sogar in erster Reihe direkt am Strand angelegt und auf die Bedürfnisse von Campern ausgerichtet, mit Imbiss, Gaststätte, Spielplatz ect. – perfekt für einen entspannten Familienurlaub.
Beschreibungen geprüfter Campingplätze bietet der jährlich aktualisierte **ADAC Campingführer** sowie der **ADAC Stellplatzführer**. Die Inhalte gibt es auch als App sowie unter pincamp.de.

- www.campingfuehrer.adac.de

Jugendherbergen

Für günstigen Familienurlaub eignen sich die Jugendherbergen im Land, einige davon sogar direkt am Wasser und Strand. Frühstück ist im Preis enthalten, wer will, kann auch Vollpension zum günstigen Jugendherbergspreis dazu buchen. Eine Mitgliedschaft im Deutschen Jugendherbergswerk ist jedoch Voraussetzung.

■ Deutsches Jugendherbergswerk Landesverband Nordmark, Rennbahnstraße 100, 22111 Hamburg, Tel. 040/65 59 95 66, nordmark.jugendherberge.de/

Verkehrsmittel in der Region

Bus und Bahn

Nicht alle Orte sind an das Bahnnetz angeschlossen, nötigenfalls muss man auf den Bus umsteigen. Wer seine Routen planen möchte, findet hier gute Tipps: www.scout-sh.de

Fähren

Die meistbefahrene Route ist die zwischen Puttgarden auf Fehmarn nach Rødby in Dänemark. Die 18 km lange Strecke wird im Stundenrhythmus befahren, auch die Überfahrt dauert eine Stunde. Eine weitere traditionelle Fährverbindung führt von Travemünde ins schwedische Trelleborg. Mehr dazu unter dem Stichwort Anreise.

■ www.ostsee-netz.de

■ www.ostseefaehren.com

Fahrrad und E-Bike

Ohne Frage ist die Ostseeküste Schleswig-Holstein eine Traum-Destination für Radfahrer. Gut ausgebaute Radwege führen häufig neben der Straße entlang, doch auch das Abbiegen auf kleinere Straßen kann sehr reizvoll sein. In jedem größeren Ort stehen Fahrradverleiher bereit, wo man ab etwa 7 €/Tag ein anständiges Fahrrad bekommt. Da die Landschaft Schleswig-Holsteins längst nicht so flach ist, wie viele vermuten, lohnt sich auch das Nachdenken über ein E-Bike. Speziell in der Holsteinischen Schweiz, aber auch in Angeln gibt es durchaus stramme Steigungen, die man mit einem E-Bike problemloser bewältigen kann. Zudem lassen sich damit auch längere Touren fahren, ohne aus der Puste zu kommen. Ein E-Bike zum Ausleihen kostet etwa ab 20 € am Tag.

■ Verleih-Stationen von Rendsburg bis Flensburg unter: www.ebike-verleih.com und www.mietrad.de

Mietwagen und Carsharing

Für seine Mitglieder bietet die **ADAC Autovermietung** günstige Konditionen an. Buchen kann man im Internet (adac.de/autovermietung), in allen ADAC Geschäftsstellen oder unter Tel. 089/76 76 20 99.

Wer mit der Bahn anreist und nur vorübergehend ein Auto benötigt, kann in den größeren Städten **CarSharing** nutzen. In **Lübeck** und **Kiel** mit **StattAuto**, während in Flensburg der Anbieter **Cambio** eine kleine Flotte stellt.

■ www.stattauto-hl.de

■ www.cambio-carsharing.de

Zollbestimmungen

Reisende aus **EU-Ländern** dürfen Waren abgabenfrei mit nach Hause nehmen. Bürger aus der **Schweiz** dürfen Waren im Wert von 300 CHF für den privaten Gebrauch mit zurück in die Heimat bringen. Es gelten Grenzmengen, die berücksichtigt werden müssen.

■ www.bmf.at/zoll

■ www.zoll.ch

Die Geschichte der Region

3500 v. Chr. Megalithanlagen aus dieser Zeit bezeugen die Besiedelung des Landes.

4. Jh. Angeln und Sachsen verlassen ihr Land an Nord- und Ostsee und besiedeln Großbritannien.

8. Jh. Landnahme durch Friesen, Slawen, Sachsen und Jüten.

um 770 Der Handelsplatz Haithabu entsteht.

798 Schlacht bei Bornhöved: Die mit Karl dem Großen verbündeten Abodriten besiegen die Sachsen

968 Oldenburg wird Bistum.

1050 Brandschatzung Haithabus durch den Norweger-König Harald Hardråde.

1066 Abodriten zerstören Haithabu. Die verbliebenen Bewohner bauen eine neue Stadt: Schleswig.

1111 Adolf I. von Schauenburg wird mit der Grafschaft Holstein belehnt.

1201 Nordelbien kommt unter dänische Herrschaft.

1356 Erster allgemeiner Hansetag in Lübeck.

1386 Das dänische Herzogtum Schleswig wird unter Herrschaft der deutschen Grafen von Schauenburg mit der deutschen Grafschaft Holstein vereinigt.

1460 König Christian I. von Dänemark verfasst den »Ripener Freiheitsbrief« mit der Passage »dat se bliven ewich tosamende ungedelt« – ein Bekenntnis zur Unteilbarkeit des Landes.

1474 Der dänische König Christian I. wird Herzog von Schleswig und Holstein.

1544 Die Herzogtümer werden zwischen König Christian III. und seinen Halbbrüdern Johann d. Ä. und Adolf I. aufgeteilt. Unter Adolf I. wird Gottorf ein kulturelles Zentrum Nordeuropas.

1773 Vertrag von Zarskoje Selo. Die Herzogtümer fallen Dänemark zu.

18. April 1864 Die Schlacht bei Düppel entscheidet den Deutsch-Dänischen Krieg. Dänemark muss die Herzogtümer Schleswig und Holstein abtreten.

23. Juli 1882 Die erste Kieler Woche findet statt. »Ganz Kiel war auf den Beinen«, so die »Kieler Zeitung«

3. Juni 1887 Kaiser Wilhelm I. legt den Grundstein für den (acht Jahre später eröffneten) Nord-Ostsee-Kanal.

1918 Der Kieler Matrosenaufstand leitet die Novemberrevolution und das Ende des 1. Weltkriegs ein.

1920 In einer Volksabstimmung entscheidet sich der nördliche Teil Schleswigs für Dänemark. Im Süden stimmen 80 Prozent für das Deutsche Reich.

1929 Thomas Mann erhält den Literaturnobelpreis.

23. Mai 1949 Schleswig-Holstein wird Bundesland.

30. April 1963 Die Fehmarnsundbrücke wird eröffnet

1971 Der in Lübeck geborene Willy Brandt erhält den Friedensnobelpreis.

1972 Segelolympiade in Kiel

1999 Der bei Lübeck lebende Günter Grass erhält den Literaturnobelpreis.

2012 Zum ersten Mal ist die dänische Minderheit mit dem Südschleswigschen Wählerverband (SSW) an der Regierung beteiligt (sogenannte Dänenampel). Seit 2017 regiert in Schleswig-Holstein eine Jamaika-Koalition.

2017 Schleswig-Holstein ist als Urlaubsziel beliebter denn je. Erstmals steigt die Zahl der Übernachtungen auf über 29 Millionen.

2018 Großes Jubiläum: Die Hansestadt Lübeck feiert 875. Geburtstag.

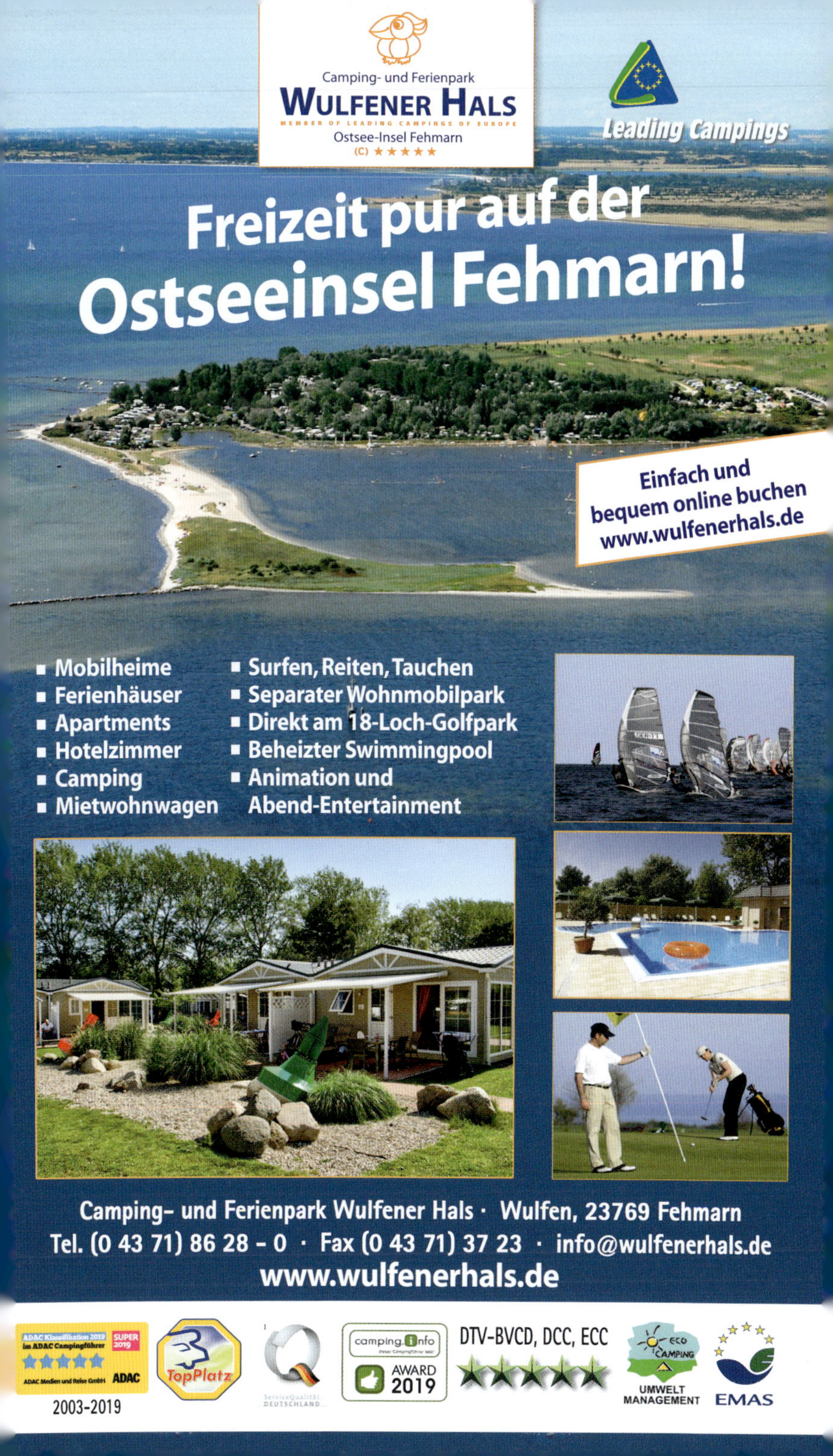
Camping- und Ferienpark
WULFENER HALS
MEMBER OF LEADING CAMPINGS OF EUROPE
Ostsee-Insel Fehmarn
(C) ★★★★★
Leading Campings
Freizeit pur auf der
Ostseeinsel Fehmarn!
Einfach und
bequem online buchen
www.wulfenerhals.de
■ Mobilheime
■ Ferienhäuser
■ Apartments
■ Hotelzimmer
■ Camping
■ Mietwohnwagen
■ Surfen, Reiten, Tauchen
■ Separater Wohnmobilpark
■ Direkt am 18-Loch-Golfpark
■ Beheizter Swimmingpool
■ Animation und
Abend-Entertainment
Camping- und Ferienpark Wulfener Hals · Wulfen, 23769 Fehmarn
Tel. (0 43 71) 86 28 – 0 · Fax (0 43 71) 37 23 · info@wulfenerhals.de
www.wulfenerhals.de
ADAC Klassifikation 2019 im ADAC Campingführer
SUPER 2019
ADAC Medien und Reise GmbH
ADAC
2003-2019
TopPlatz
camping.info
AWARD 2019
DTV-BVCD, DCC, ECC
ECO CAMPING
UMWELT MANAGEMENT
EMAS

Alle Blickpunkt-Themen in diesem Band:

Register

Bildnachweis
Titel: Blick über die Trave auf die Altstadt von Lübeck
Foto: **Shutterstock.com (canadastock)**

Atlantic Grand Hotel Travemünde: 39 – **AWL Images:** Sabine Lubenow 42, 116/117 – **Freies Arnis Cafe:** 86 – **Glow Images:** NovarcImagesRM 47 – **Huber Images:** Sabine Lubenow 33 99; Günter Gräfenhain 34/35, 96/97; C. Bäck 79 – **imago stock&people:** 103, 120 – **Jahreszeiten Verlag:** N. Kriwy 11.3; L. Spörl 18/19, 20, 23, 24/25 – **laif:** Jörg Modrow 17.1; D. Schwelle 101 – **Lookphotos:** Sabine Lubenow 4/5, 7, 8/9, 11.1, 14/15, 26, 52, 53, 64/65, 85.1; U. Böttcher 28/29; A. Haug 51, 111, 112/113; O. Bathke 70; L. Wernicke 74/75 – **mauritius images:** C. Bäck 31; United Archives 72, 73; Kuttig/Alamy 92, 100; Zoonar/Alamy 105.1 – **Ottmar Heinze:** 10.2, 63.2, 63.3, 77, 83, 85.4, 91, 93, 108, 114, 119 – **Olaf Malzahn:** 5.2, 17.3 – **Phänomena Flensburg:** Anja Menzel 105.3, 121 – **picture alliance:** ZB/euroluftbild.de 55 – **seasons.agency:** N. Kriwy 2.2; GourmetPictureGuide 11.2, 61; P. Becker 58 – **Shutterstock.com:** Juergen Wackenhut 2.1, 9, 12.1, 13.3, 41.1, 44, 45, 46; LaMiaFotografia 6.1; Olaf Schulz 12.3; Barbara Dudzinska 13.1; Oliver Hoffmann 27; clearlens 30; Bevisphoto 56; Ralf Gosch 63.1; fotoblick 86; duchy 115; Leonid Andronov 144 – **Van Vechten Collection at Library of Congress:** 22

Herausgeber: GRÄFE UND UNZER VERLAG GmbH, Postfach 86 03 66, 81630 München
Leitender Redakteur: Benjamin Happel
Autorin: Monika Dittombée
Verlagsredaktion: Gernot Schnedlitz, Silke Tauscher, Nadia Terbrack
Redaktion: Angelika Holdau
Satz: Mediendesign Anne Tegler, Berlin
Bildredaktion: Dr. Nafsika Mylona, Tobias Schärtl
Reihengestaltung: Independent Medien Design, Horst Moser, München; Eva Stadler, München
Kartografie: Huber Kartographie GmbH, www.kartographie.de;
Kunth Verlag GmbH & Co. KG, München
Herstellung: Mendy Willerich
Druck und Bindung: Drukarnia Dimograf Sp z o.o. (Polen)

Ansprechpartner für den Anzeigenverkauf:
KV Kommunalverlag GmbH & Co. KG, MediaCenter München,
Tel. 089/928 09 60

Bei Interesse an maßgeschneiderten B2B-Produkten:
roswitha.riedel@graefe-und-unzer.de

GRÄFE UND UNZER

Ein Unternehmen der
GANSKE VERLAGSGRUPPE

ISBN 978-3-95689-717-7
1. Auflage 2020

LESERSERVICE
adac@graefe-und-unzer.de
Tel. 00800/72 37 33 33 (gebührenfrei in D, A, CH)
Mo–Do: 9–17 Uhr, Fr: 9–16 Uhr

Aus Gründen der besseren Lesbarkeit wird in diesem Buch bei Personenbezeichnungen das generische Maskulinum verwendet. Es gilt gleichermaßen für alle Geschlechter.

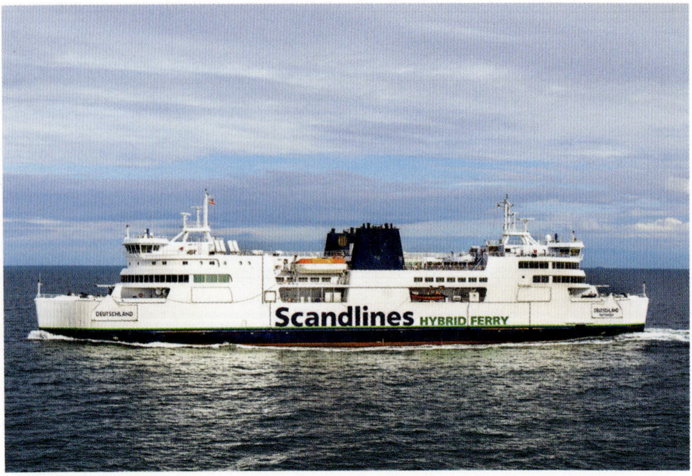

Unterwegs an der Küste

Mit dem Rad gut im Wind

Steilküsten, Häfen, Strände: Auf dem Rad erlebt man die Küste besonders intensiv. Als Teil der Baltic Sea Cycle Route um die gesamte Ostsee führt die Schleswig-Holstein-Tour von Flensburg nach Travemünde auf einer Länge von immerhin 430 km. Die Route kennzeichnet ein blaues Logo. Doch in welche Richtung soll man radeln? Tipp: von West nach Ost, da der Wind an der Küste meist aus West/Südwest weht. Chance auf Rückenwind!

Mit der Fähre nach Dänemark

Nur 45 Minuten dauert die Überfahrt ab Puttgarden nach Rødby auf Lolland. Die Fähren fahren alle 30 Minuten, perfekt für Ausflüge in das Mittelalterzentrum Nykøbing, den Knuthenborg Safaripark oder die Kreidefelsen auf Møn. Möglich mit Auto, Rad oder zu Fuß.

- Ticket 18 € (Hauptsaison; Nebensaison: 10 €) für Hin- und Rückfahrt als Fußgänger, www.scandlines.de
- im Sommer auch möglich ab Langballigau nach Sonderborg, siehe S. 110

Die Förde von oben

Glücksgefühle im Wasserflugzeug erleben: Ab Flensburg-Mürwik fliegt man über Glücksburg, die Halbinsel Holnis bis zur Geltinger Birk mit prächtigen Ausblicken auf die dänischen Inseln und die deutsche Küste. Auch ein Höhepunkt: Start und Landung auf dem Wasser.

Segway-Spaß auf Rollen

Einfach losrollen: Auf dem Segway schwebt man die Küste entlang mit der frischen Meeresbrise in der Nase.

- Verleih zum Beispiel in Pelzerhaken www.segtouren-pelzerhaken.de
- Der Fahrspaß klappt auch in der Stadt, etwa in Kiel, siehe S. 72